なんか・ヘン・!?がわかる 心電図の第一歩

岡村英夫

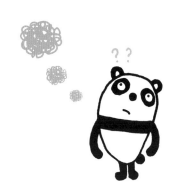

南江堂

目次

● はじめに ………………………………………………………………………… 6

第**1**章　**心電図はむずかしくない！ ── 心電図の基本**　9

Ⓐ **心電図はむずかしくない！** ………………………………………………… 10

1. 心電図検査ってなぜやるの？ ……………………………………………… 10
2. 「なんかヘン!?」がわかれば十分です ……………………………………… 11
3. なぜたくさんの誘導があるの？ …………………………………………… 11
4. 心電図の決まりごと ………………………………………………………… 12
5. 斜め方向に電気が向かう場合はどう考える？ …………………………… 12
6. 12誘導心電図はどう装着する？ ── まずノイズに注意 ……………… 13
7. ノイズの原因 ………………………………………………………………… 13
8. 四肢誘導は「あきよしくみこ」 …………………………………………… 14
9. 胸部誘導は「せきぐちくん」 ……………………………………………… 15
10. 四肢誘導はどの電気方向をとらえるか …………………………………… 16
11. 胸部誘導はどの電気方向をとらえるか …………………………………… 17
12. 双極誘導と単極誘導って何？ ……………………………………………… 18
13. モニター心電図と12誘導心電図は何が違うの？ ……………………… 19

Ⓑ **心電図はざっくりこうなっている！** ……………………………………… 20

1. なんとなく心電図を描いてみよう ………………………………………… 20
2. 答えは… P，QRS，Tの3つの山 ………………………………………… 21
3. 各波1つずつ説明していきます …………………………………………… 22

4. 電気の伝わる速さ ……………………………………………………… 23

5. 横軸は"時間" …………………………………………………………… 24

6. では心拍数を求めてみましょう ………………………………………… 24

7. マス数ですぐ判断できる"徐脈"と"頻脈" ………………………… 25

8. 縦軸は振幅 ………………………………………………………………… 26

9. 正常な 12 誘導心電図 …………………………………………………… 27

第2章　なんかヘン!?のセンスをみがく　37

Ⓐ **なんか P 波と QRS 波がバラバラ!?** …………………………………… 38

Ⓑ **なんか P 波と QRS 波が近い!?** ………………………………………… 44

Ⓒ **なんかスカスカ!?** ………………………………………………………… 50

Ⓓ **なんか山が割れている!?** ………………………………………………… 53

Ⓔ **なんか間隔が一定じゃない!?（その 1）** ……………………………… 62

Ⓕ **なんか間隔が一定じゃない!?（その 2）** ……………………………… 66

Ⓖ **なんか間延びしている!?** ………………………………………………… 73

Ⓗ **なんか ST の形がヘン!?** ………………………………………………… 82

　1. ST 上昇（その 1） ……………………………………………………… 82

　2. 心筋梗塞の慢性期はどうなっている？ ……………………………… 90

　3. ST 低下 …………………………………………………………………… 95

　4. 陰性 T 波 ………………………………………………………………… 98

　5. ST 上昇（その 2） ……………………………………………………… 102

Ⓘ **なんか山が高い!?　──R 波の異常** …………………………………… 108

Ⓙ **これ何!?** …………………………………………………………………… 113

　1. ペースメーカ心電図（心室ペーシング） …………………………… 113

Ⓚ **V1 が上向き!?** …………………………………………………………… 116

　1. 肺高血圧 ………………………………………………………………… 116

第 3 章　これだけは押さえておきたい！ 不整脈　119

A これは見逃せない！ 心室の不整脈 (超重要!!) ……………… 120
  1. 心室頻拍 …………………………………………………… 121

B あわてず対応しよう！ 心房の不整脈 (重要！) …………… 124
  1. 心房細動 …………………………………………………… 124
  2. 心房粗動 …………………………………………………… 128
  3. 発作性上室性頻拍 ………………………………………… 131
  4. 発作性上室性頻拍を区別する ── AVRT と AVNRT …… 133

第 4 章　実践 ── モニター心電図を読んでみよう！　137

A モニター心電図の基本 ……………………………………… 138
B 房室ブロックのいろいろ …………………………………… 141
C 洞不全症候群のいろいろ …………………………………… 146
D 心室由来の頻脈 ……………………………………………… 149
E 心房由来の頻脈 ……………………………………………… 152
F ST 変化 ……………………………………………………… 155
G これはなんでしょう？ ……………………………………… 157

● おわりに ……………………………………………………… 158

● 索　引 ………………………………………………………… 159

はじめに

　心電図に関する本はたくさん発売されています．ですから今さら何を，と言われるかもしれませんが，心電図というものをもう一度見直してみたい，という思いでこの本を書いてみることにしました．既存の心電図本の多くが，心電図から病気を当てるような一問一答形式のように思います．しかし，実際は心電図だけで診断することはまれです．聴診で異常を疑ったら心エコーで確認するように，心電図で異常を疑ったら心エコーで確認すればよいのです．心エコーがどこでも気軽にオーダーできる時代です．聴診や心電図からの推論で診断にたどり着く必要はありません．心電図で左室肥大があるというより，心エコーで壁厚が 12 mm といったほうが説得力があります．第三者に伝わりやすいのは直接目で見る検査です．すぐ対応が必要なものを除けば，検査結果を見て，あとから答え合わせをしたらいいんです．お叱りを受けるかもしれませんが，心電図は病気を発見するきっかけをつくるもの，「なんかヘン!?」「なんとなくおかしい」とわかればそれで十分，というくらいの気楽な気持ちで心電図をみてゆこう！というのがこの本のテーマです．心電図のすべてを解説するつもりは毛頭ありません．細かいことはスペシャリストに任せればいいじゃないですか．「心電図って案外簡単だね！」こんな声が聞かれたら最高です．

　この本の第 1 章〜第 3 章の内容は「なんかヘン!?」の気づきのきっかけをつくるのに必要十分な内容をまとめていますが，日々の臨床で生じる疑問に対して辞書的に活用できることも大切と考えました．そのため，少しくわしめの「一歩先へ」をところどころ設けてあります．「一歩先へ」のところは無理して覚える必要はないと思いますが，余力があったら読んでみてください．治療方針は医師が決めるものかもしれませんが，医師がどんなことを考えているのか知っておくのも悪くないと思います．

この本は実際に私が経験した生の心電図を使って解説しています．その中で1つこだわったことがあります．それは「心電図は原寸大で」ということです．心電図が得意になるための近道は，できるだけたくさんの心電図に触れることです．なんとなくおかしい，という感覚は目の前の心電図と見慣れた心電図を頭の中で比較することで生まれます．それだけに心電図のサイズは重要だと思いますので原寸大にこだわりました．それでは解説をはじめてゆきましょう．

2020年7月　**岡村 英夫**

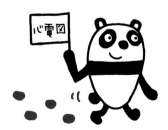

第 **1** 章

心電図は
むずかしくない!
心電図の基本

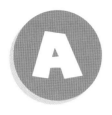 # 心電図はむずかしくない！

① 心電図検査ってなぜやるの？

◆ 心臓の病気は大きく分けて3つ，心筋症，冠動脈疾患，そして不整脈に分けられますが，**心電図**（electrocardiogram：**ECG**）は心臓の電気の流れをみていますから，直接関係するのは**不整脈**です．心房細動や房室ブロックなど，不整脈の多くは心電図だけで診断できます．

◆ 高血圧性心筋症や肥大型心筋症などの**心筋症**，狭心症や心筋梗塞などの**冠動脈疾患**では，心臓の異常により電気の流れに変化が表れ心電図が変化します．心電図で目星をつけておいて，超音波検査（心エコー）やカテーテル検査で確定診断します．

◆ このように，**心電図はあらゆる心疾患発見の足がかりとして用いられています**から，心臓にかかわる以上，心電図は避けて通れない検査です．

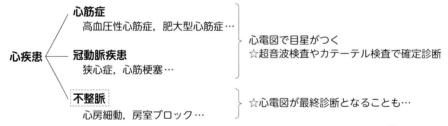

心疾患
- **心筋症**
  高血圧性心筋症，肥大型心筋症…
- **冠動脈疾患**
  狭心症，心筋梗塞…

　心電図で目星がつく
　☆超音波検査やカテーテル検査で確定診断

- **不整脈**
  心房細動，房室ブロック…

　☆心電図が最終診断となることも…

不整脈以外は心電図のみでは確定診断が得られません…

② 「なんかヘン！?」がわかれば十分です

◆ 12誘導心電図を看護師さんだけが見ることはあまりないと思いますが，外来でも病棟でも「心電図とっといて」と言われることもよくありますから，心電図の最低限の知識は必要です．

◆ 看護師さんにとっては，モニター心電図が身近なものだと思いますが，**12誘導心電図の知識があれば十分**です．心電図の有用性と限界を知りましょう．心電図で診断しないといけない，と気負う必要はありません．**「なんかヘン！?」がわかれば十分です**．何か心電図がおかしい，モニター心電図がおかしい，と報告できれば，あとは専門家が判断してくれるはずです．

◆ ですから，もっと心電図を身近に，気楽に見てゆきましょう．

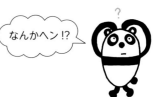

なんかヘン！?

③ なぜたくさん誘導があるの？

◆ 心電図というと，ふつうは**12誘導心電図**のことを指します．とくに循環器内科医は**12誘導心電図**にこだわります．モニター心電図をつけていれば十分じゃないの，面倒くさい，と思った人がいればそれは違います．私たち循環器内科医が12誘導心電図にこだわる理由を説明しましょう．

◆ 図のような丸い筒を眺めるとします．筒を底から見ると丸にみえますが，真横から見ると長方形です．このように，1つの方向だけでは全体像を見誤るかもしれません．

◆ **1つの誘導が正常でも，違う誘導が正常とは限りません**．視点が多ければ多いほど正確に物を観察できるというのとちょうど同じです．それゆえ，12誘導心電図にこだわるのです．

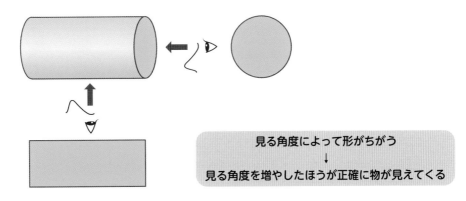

見る角度によって形がちがう
↓
見る角度を増やしたほうが正確に物が見えてくる

④ 心電図の決まりごと

◆ 12誘導心電図は**12個のアンテナで心臓の電気の流れをみている**と思ってください. アンテナの向きはのちほど説明します. ここで心電図の決まりごとを1つ覚えておいてください.

◆ **アンテナに向かって電気が近づくと心電図は上に, アンテナから電気が遠ざかると下に波を記録する**ということです. これは心電図の約束事ですから, 覚えるより仕方ありません.

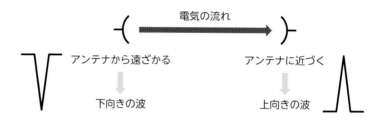

⑤ 斜め方向に電気が向かう場合はどう考える?

◆ アンテナの正面から電気が近づく, 遠ざかると, 波は一番大きく記録されますが, **電気の向きが正面ではなく斜めの場合は, 波の成分を分けて考えて, 正面に向かう成分の大きさの分だけ波が記録されます.**

◆ たとえば, 次の図の赤矢印 (実線) の電気を黒, オレンジ色の2つのアンテナで記録したとします. 黒のアンテナから見ると電気は正面に向かってきますので, 大きく上向きの波が記録されます (①). オレンジ色のアンテナから見ると, 電気は斜めから近づいてきます. オレンジ色のアンテナは下向きの成分のみをキャッチしますが, 赤矢印の成分は, 下向き矢印 (点線) と横向き矢印 (点線) に分けられます. 図のように, 真下に向かう線のほうが斜めの線より短くなりますから, それらを反映してオレンジ色のアンテナが記録する波は, 黒のアンテナが記録する波より小さくなります (②).

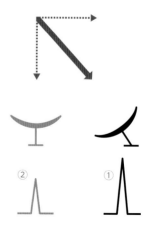

◆ このように，12のアンテナを心臓のまわりに張り巡らせることによって，各アンテナが感知した電気の強さを各誘導の波形の大きさに反映することができますので，電気の源，強さ，方向をある程度特定することができるのです．視点が多ければ多いほどよい，という先ほどの話がより具体的に理解できると思います．

6　12誘導心電図はどう装着する？——まずノイズに注意

◆ では具体的にどのようにアンテナをつけると，電気の具合をうまく測れるでしょうか．
◆ 心臓には微小な電流が流れているので，それを記録したのが心電図です．そのままでは小さすぎるので，増幅して見やすくしています．**増幅するということは，雑音（ノイズ）も増幅される**ということです．ノイズのないきれいな心電図を記録するよう心がけましょう．

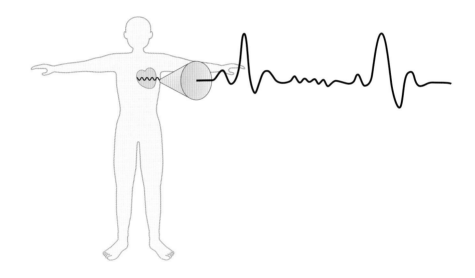

7　ノイズの原因

◆ ノイズの原因で多いのが，**皮膚と電極シールの接触不良**です．電極シールがはがれていないか確認します．新しい電極シールも，皮脂ですぐくっつかなくなることがあります．
◆ 皮脂を簡単に落とす方法として，電極シールを貼る前に皮膚をアルコール綿で拭くのがおすすめです．病院ならアルコール綿は簡単に手に入りますよね．ただし，中にはアルコールにかぶれる人もいますから，アルコールを使っても大丈夫か確認してから使うようにしましょう．

- ◆ そして電極コードが電極シールを引っ張らないように，電極コードにゆとりをもたせます．
- ◆ これでもノイズが除けない場合，**他の電気製品が影響している**ことがあります．とくに他の電気製品が同じコンセントを使っている場合は，そのコンセントを抜くか，ほかの場所のコンセントに差し替えて変化がないかみてみましょう．
- ◆ また，心電計のコンセントは三ツ口のものが多いと思いますが，それはアース付きのコンセントです．変換プラグで二ツ口のコンセントにして使用する，ということは避けましょう．

⑧ 四肢誘導は「あきよしくみこ」

- ◆ 電極のつけ方は覚えていますか？ **四肢誘導**の語呂合わせは今も昔も「**あきよしくみこ**」のようです．ちなみに，右足の黒はアースですから，波形には関係しません．つけ方を間違えたらへんてこりんな心電図になってしまいますから，つけ間違いがないか，最後にもう一度確認するようにしましょう．

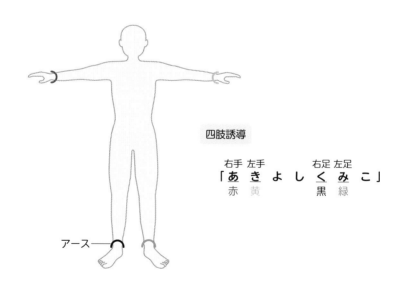

四肢誘導

右手 左手　　右足 左足
「**あ き よ し く み こ**」
　赤　黄　　　黒　緑

アース

⑨ 胸部誘導は「せきぐちくん」

◆ **胸部誘導**は「**せきぐちくん**」と教えられたのを今でも使っていますが,「あきみちゃんブラ紫」という魅力的な語呂合わせもあるようです. ただし「あきみちゃん」を覚え間違えるとすべて台なしなので気をつけてください. それと, 緊急の現場で「ブラ紫」と声をだしているとあやしまれますから, 心の中で唱えるようにしてください.

◆ V1, V2 は第 4 肋間で胸骨の右縁と左縁, V4 が第 5 肋間の鎖骨中線, V3 は V2 と V4 の真ん中, V5, V6 は V4 の高さで横に移動した前腋窩線, 中腋窩線です.

◆ 胸部誘導では肋間を把握する必要がありますが, 胸骨の出っ張ったところ, **胸骨角**についているのが第 2 肋骨ですから, 第 2 肋骨のすぐ下が**第 2 肋間**です. これだけ覚えておけばわからないようになることはないですね.

1

心電図はむずかしくない！ 心電図の基本

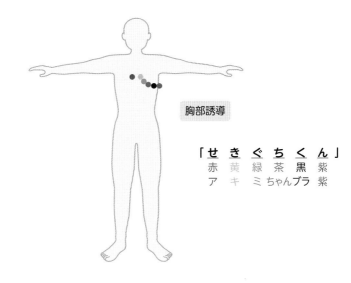

胸部誘導

「せ き ぐ ち く ん」
赤 黄 緑 茶 黒 紫
ア キ ミ ちゃんブラ 紫

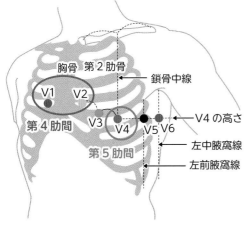

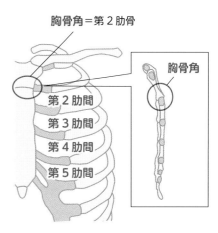

⑩ 四肢誘導はどの電気方向をとらえるか

◆ それでは，それぞれのアンテナの向きを四肢誘導からみてゆきましょう．矢印はそれぞ
れのアンテナが正面から受ける電気の向きを示します．

◆ **Ⅱ，Ⅲ，aVF 誘導**はいずれも足側にアンテナがありますので，この 3 つは**足側の誘導**
としてセットでとらえられることが多い誘導です．下壁誘導とも呼ばれます．**aVR 誘導**
は右手にあって**心臓を反対側から眺める特殊な誘導**といえます．あとで説明しますが，
Ⅰ，Ⅱ，Ⅲ誘導は双極誘導，aVR，aVL，aVF 誘導は単極誘導です．

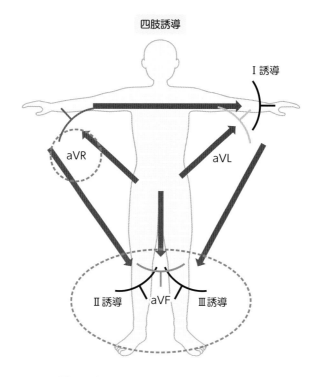

Ⅰ誘導：側壁をみるのが得意な誘導
Ⅱ誘導：モニター心電図の基本，P 波がみやすい
　　　　　下壁・中隔をみるのが得意な誘導
Ⅲ誘導：下壁・中隔をみるのが得意な誘導
aVR 誘導：心臓を反対（右手）からみる特殊な誘導
aVL 誘導：側壁をみるのが得意な誘導
aVF 誘導：下壁・中隔をみるのが得意な誘導

⑪ 胸部誘導はどの電気方向をとらえるか

◆ 胸部誘導のアンテナは心臓を取り囲むように位置しています．CT のように体を輪切りにして足側からみた図で示すと，ほとんど左心室を中心にみていますが，V1 誘導は右心室に近い特殊な誘導といえます．**胸部誘導はすべて単極誘導です．**

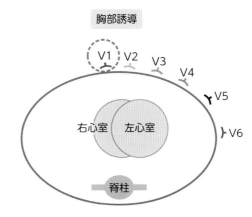

V1 誘導：右心室にもっとも近い
　　　　　前壁をみるのが得意な誘導
V2 誘導：前壁をみるのが得意な誘導
V3 誘導：前壁をみるのが得意な誘導
V4 誘導：前壁をみるのが得意な誘導
V5 誘導：側壁をみるのが得意な誘導
V6 誘導：側壁をみるのが得意な誘導

⑫ 双極誘導と単極誘導って何？

- 心電図の誘導は**双極誘導**と**単極誘導**に分けられます．誘導をまとめると，**Ⅰ，Ⅱ，Ⅲ誘導**が**双極誘導**で，残りはすべて単極誘導です．

- それぞれのイメージとしては，双極誘導が一方の山の上から他方の山を眺めるイメージ，単極誘導が遠くの平地からそれぞれの山を眺めるイメージです．

- Aの山の上から見てBの山は500m高い，これが双極誘導．それぞれの山が1200m，1700mと眺めるのが単極誘導です．双極誘導の場合は「500m高い」分だけBのアンテナに近づいてきて上向きの波が記録されます．

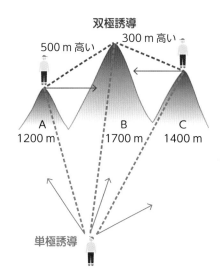

双極誘導

500m高い　300m高い

A
1200m　　B
1700m　　C
1400m

単極誘導

双極誘導（Ⅰ，Ⅱ，Ⅲ誘導）：一方の山の上から他方の山を眺めるイメージ．それぞれのアンテナに届いた電気の強弱を相対的に表したものです．
単極誘導（aVR，aVL，aVF誘導，V1～V6誘導）：遠くの平地からそれぞれの山を眺めるイメージ．心臓から各アンテナに届いた電気の強弱を直接表したものです．

> 双極誘導・単極誘導の違いについては，ざっくりこれくらい把握していれば大丈夫です

⑬ モニター心電図と 12 誘導心電図は何が違うの？

◆ 双極誘導，単極誘導の話をしたのは，**モニター心電図が双極誘導**だからです．すなわち，電極の貼る場所によってみているものが異なる，ということです．

◆ モニター心電図は 3 点電極ですが，黄色はアースですから，**実際に波形に関係するのは赤と緑の位置関係**です．①のように貼るとⅡ誘導と同じです．P 波がよく見えるので通常はこれで問題ありません．この貼り方が基本ですからしっかり覚えておきましょう．12 誘導心電図の四肢誘導と同じ色ですね．②はV5 誘導に近く ST 変化が見やすいので狭心症のモニターに，③，④はV1，V2 誘導に近いので右心室の観察に優れます．

◆ モニター心電図は 12 誘導心電図を代表して 1 つの誘導を表示しているわけですから，**目的に応じて，見たい波形に近い誘導を選びましょう．**

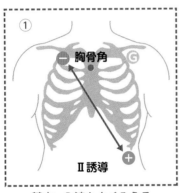

① 胸骨角 Ⅱ誘導
基本．P 波もよくみえる

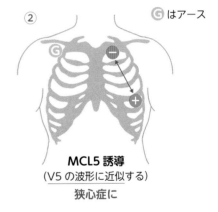

② **G**はアース
MCL5 誘導
（V5 の波形に近似する）
狭心症に

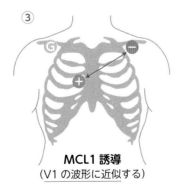

③ MCL1 誘導
（V1 の波形に近似する）

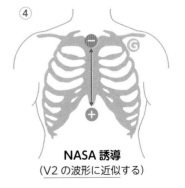

④ NASA 誘導
（V2 の波形に近似する）

B 心電図はざっくり こうなっている!

① なんとなく心電図を描いてみよう

　ここで知識試しです．小さい目盛りの四角を 1 ミリ四方として，**これだと思う心電図を 2 拍分描いてみてください**．2 拍分ですから，間隔も考えながら描いてください．これはテストではありませんから，気楽に描いてみてください．繰り返しますが，1 目盛りが 1 mm です．

2 拍分の心電図を描いてみてください

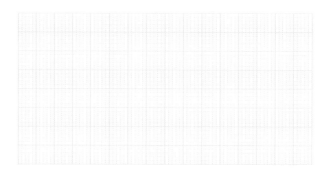

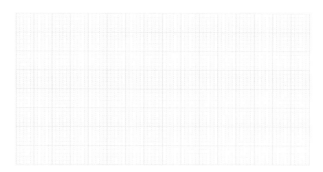

② 答えは…P, QRS, T の 3 つの山

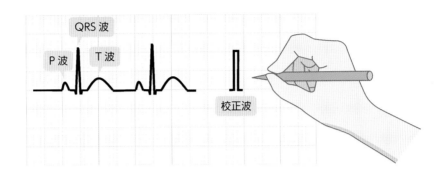

◆ こんな感じに描けましたでしょうか. いざ自分で描くとなるといろいろ考えますよね.

◆ 正解はこれだけではありませんが, P, QRS, T の 3 つの波が 1 セットで 2 拍分描けていれば正解です. QRS 波は下向きが Q 波, 上向きが R 波, さいごの下向きが S 波です. Q 波, S 波はあってもなくてもかまいませんが, あったとしても R 波に比べてごく小さいものです. どの誘導をイメージしたかにより異なりますが, P, QRS, T の 3 つの波いずれも上向きの心電図が典型的な心電図ではないでしょうか.

◆ **モニター心電図によく使われる II 誘導がこのようなすべて上向きの心電図になります.** QRS 波と T 波は, 興奮するときと, 興奮がさめるときだから反対向きになるのでは, と思われるかもしれませんが, 理由はさておき, **QRS 波と T 波は同じ向き**と覚えてしまいましょう. 右のような**校正波**までついていたら完璧です. 校正波についてはのちほど説明します.

③ 各波1つずつ説明していきます

a）P波

◆ 心臓の電気の起こりはじめは右心房の上にある**洞結節**です．天然のペースメーカともいえます．

◆ ここから出た電気刺激が**心房**に伝わってP波ができます．心房と心室は基本的に絶縁されていますが，真ん中の**房室結節**だけは電気を通します．

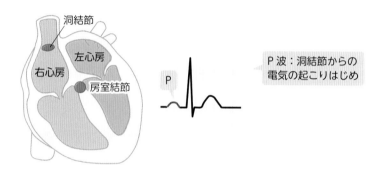

P波：洞結節からの電気の起こりはじめ

b）QRS波

◆ 続いて**心室**に電気が伝わるとQRS波ができます．

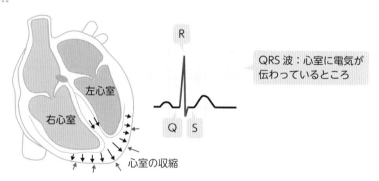

QRS波：心室に電気が伝わっているところ

c）T波

◆ **心室**の興奮がさめるときにT波ができます．

◆ 心室の筋肉量は心房の筋肉量よりはるかに多いので，心房の興奮がさめるときの波は心電図に現れませんが，**心室は興奮するときのQRS波と興奮がさめるときのT波の両方が記録されます．**

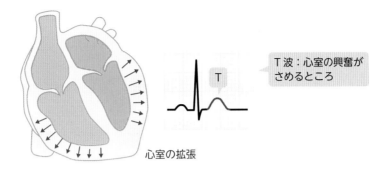

T波：心室の興奮が
さめるところ

心室の拡張

④ 電気の伝わる速さ

◆ 電気の伝わる速さは，ふつうの心筋が秒速 1 m なのに対して，**右脚，左脚といった電気専用の通り道は秒速 4 m** ときわめて速く，一気に心臓全体を興奮させます．そこを電気が流れると，大きな QRS 波，T 波がつくられるのです．

◆ 電気の伝わる速さが速いということは，**QRS 波の幅は狭い**，ということです．

◆ 一方，**房室結節の伝導速度は秒速 5〜10 cm** ときわめて遅く，房室結節に電気が流れても心電図に波は見えずフラットになります．

◆ 繰り返しますが，**P 波は心房の興奮するときの波，QRS 波と T 波は心室が興奮するときとさめるときの波**です．

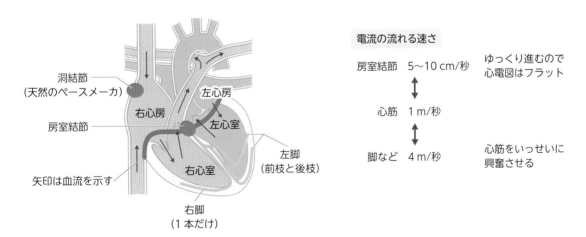

速さ比較 —— 右脚・左脚＞心房筋・心室筋＞房室結節

⑤ 横軸は "時間"

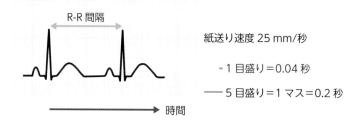

紙送り速度 25 mm/秒

- 1 目盛り＝0.04 秒
- 5 目盛り＝1 マス＝0.2 秒

◆ 横軸は時間を表します．心電図の記録速度は秒速 25 mm ですので，1 目盛り 1 mm が 0.04 秒，5 目盛り＝1 マスが 0.2 秒です．

1 目盛り ＝ 1 mm ＝ 0.04 秒

5 目盛り ＝ 1 マス ＝ 0.2 秒

⑥ では心拍数を求めてみましょう

◆ いちばん目印になりやすい R 波から次の R 波まで（**R-R 間隔**）が 1 拍分ですので，その 1 拍分の秒数がわかれば，1 分（60 秒）をその秒数で割ることで心拍数を導けます．この場合は R-R 間隔が約 4 マスですから，60 秒 ÷（0.2 秒 × 4 マス），結局（300 ÷ 4 マス）となり計算できます．

心拍数 ＝ 60 秒 ÷ 1 拍分の秒数 ＝ 300 ÷ マスの数

◆ **300 ÷ マスの数で心拍数が割り出せます**．1 つの公式として覚えておくと便利です．

◆ 安静時の心拍数は **60～100/分が正常**で，**100/分を超えると頻拍（頻脈）** (tachycardia)，**60/分を下回ると徐拍（徐脈）** (bradycardia) といわれます．正常値というのは，あくまで多くの人がその範囲に入るというだけで，正常範囲から外れたからといって治療を必要とするというわけではありません．緊張したときや興奮したときに心拍数が 100/ 分を上回ったり，スポーツマンの安静時心拍数が 60/分を下回るのは正常です．

~60/分　　　　徐脈

60~100/分　　　正常

100/分~　　　　頻脈

◆ 心電図をみて R-R 間隔がだいたい 3 マスなら心拍数は 300 ÷ 3 = 100 でこれ以上速かったら頻脈，5 マスなら 300 ÷ 5 = 60/分でこれ以上遅かったら徐脈，とすぐに計算できます．

◆ なんとなく速いな，遅いな，とわかったら心拍数を計算して，そうなっている原因を考えればいいのです．

$$心拍数 = 60\ 秒 \div RR\ 間隔（秒）$$
$$= 60\ 秒 \div（0.2\ 秒 \times 4\ マス）$$
$$= 300 \div 4\ マス$$
$$= 75/分$$

R-R の間隔が

6 マスの場合	300 ÷ 6 = 50/分	
5 マスの場合	300 ÷ 5 = 60/分	徐脈
3 マスの場合	300 ÷ 3 = 100/分	頻脈
2 マスの場合	300 ÷ 2 = 150/分	

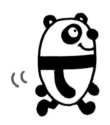

⑧ 縦軸は振幅

◆ 通常 1 mV を 1 cm で記録しますが，振幅が大きすぎると波形が重なるので半分の高さで記録することがあります．これがわかるように**心電図には 1mV の高さを示すマーカーが印されています**ので，見逃さないよう気をつけましょう．

◆ このマーカーを**校正波**といいますが，109，111 頁の高血圧，肥大型心筋症の心電図に半分の校正波が出てきますので，そこで改めて説明します．

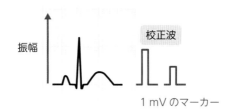

振幅　　校正波

1 mV のマーカー

◆ **P 波の高さは心房の筋肉量**を反映します．負荷がかかると心房の筋肉も分厚くなります．P 波がなんか目立つなあ，と思ったら P 波の大きさを測ってみましょう．P 波は小さいのが普通で，**高さが 2.5 mm を超えると異常**とされます．

◆ **QRS 波の振幅は心室筋の心筋量**を反映します．R 波が大きくなる代表的なものが高血圧です．高血圧が長く続くと左心室が肥大して心筋量が増えます．筋トレをして筋肉を鍛えるのと同じですね．QRS 波の大きさの正常値はあとで説明します．

◆ **T 波は高すぎると異常**です．T 波は心室の興奮がさめるときの波ですが，T 波が異常に高くなると尖った T 波になります．T 波がなんだか高いなあ，と思ったら T 波の大きさを測ってみましょう．**12 mm を超える T 波は異常**とされます．**尖鋭 T 波**と呼ばれる異常です．高カリウム血症で T 波が高くなることがあり，採血で確認を要します．

◆ 逆に **T 波が低すぎても異常**です．**T 波は QRS 波の 1/10 以上あるのが正常**で，それより低いと**平低 T 波**と呼ばれる異常です．

◆ なお，QRS 波が上向きで T 波が下向きのときは**陰性 T 波**と呼ばれ，これも異常です．平低 T 波や陰性 T 波は心筋虚血や心筋症を反映しているかもしれませんから，注意が必要です．

9 正常な 12 誘導心電図

◆ 正常と考えられる心電図を示します．見るポイントはわかりますか…？

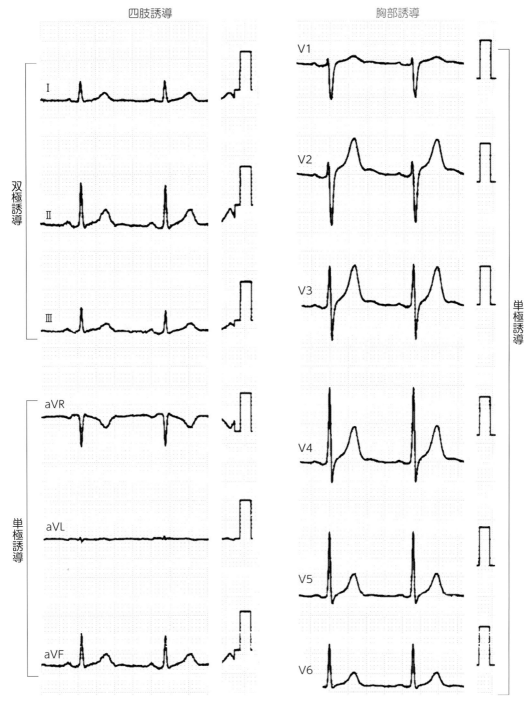

（心電図 B-1）

a）まずは復習からです

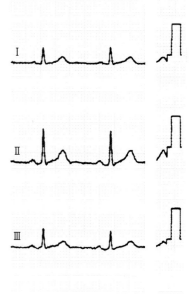

(心電図 B-1 の I ～ III 誘導)

- ◆ この心電図の心拍数は，と言われたら，R-R 間隔を見るんでしたよね．R-R 間隔は約 4.5 マスですから，心拍数 = 300 ÷ 4.5 で 66/分です．正常範囲です．
- ◆ QRS 波は大きな R 波があって，いわゆる典型的な心電図をしています．初めに見るとしたら II 誘導でしょうか．
- ◆ QRS 波の高さはどうでしょう．1 mV は 10 mm のマーカーがありますから，ふつうの大きさの心電図です．R 波の高さは他の心電図とかぶっておらず正常です．
- ◆ P 波，T 波の高さも正常で，陰性 T 波もありません．

b）特殊な誘導――aVR と V1 誘導はどうでしょうか？

- ◆ 多くの誘導の心電図波形はさきほど描いていただいた（▶ 20, 21 頁）ような典型的な形をしています．それぞれ上向きの P 波，QRS 波，T 波があります．
- ◆ ところが **aVR 誘導**はどうでしょうか．P，QRS，T 波みんな下向きです．aVR 誘導は図のように**心臓を右手のほうから見る特殊な誘導**なので，赤矢印のように右上から左下に向かう心臓の電気の流れはアンテナから遠ざかってゆくからです．

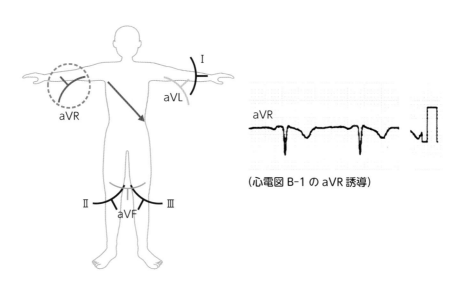

(心電図 B-1 の aVR 誘導)

◆ 次に **V1 誘導**をみてください．上向きの R 波より下向きの S 波のほうが大きい変わった形をしています．

◆ 右心室と左心室が同時に興奮すると，薄い壁の右心室の波は心筋量の多い分厚い左心室にまぎれてしまいほとんど見えません．QRS 波は主に心筋量の多い左心室の興奮をみていることになります．

◆ 左心室の興奮は V1，V2 誘導からみると遠ざかるので下向きに，V5，V6 誘導から見ると近づくので上向きになります．

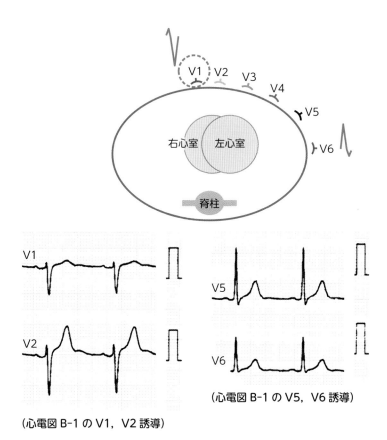

（心電図 B-1 の V1，V2 誘導）

（心電図 B-1 の V5，V6 誘導）

c）移行帯の異常って何？ ——時計方向回転，反時計方向回転 一歩先へ

- ◆ V1～V6 誘導にかけて上向き R 波が次第に大きくなり，下向き S 波が小さくなるのですが，R 波と S 波の大きさが同じになるところは**移行帯**と呼ばれます．**だいたい V3 誘導あたり**が移行帯になります．

- ◆ 移行帯が V 3 誘導よりも V1 誘導に寄っている場合を**反時計方向回転**，V6 誘導に寄っている場合を**時計方向回転**といい，異常を示します．たとえば V1 誘導でも上向きの R 波のほうが大きい，V5, V6 誘導でも下向き S 波のほうが大きい，というのは明らかに異常です．

- ◆ 反時計方向回転，時計方向回転などの移行帯の異常は必ずしも心臓の異常を反映しているとは限りませんが，**心電図としては正常ではない**ので左心室，右心室に負担がかかっているサインかもしれません．「なんかヘン !?」の 1 つとして考え，**必要に応じて心エコー検査や運動負荷心電図を行います**．

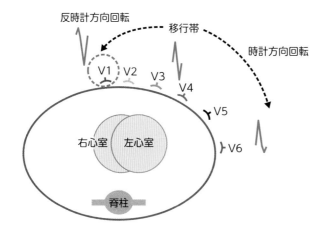

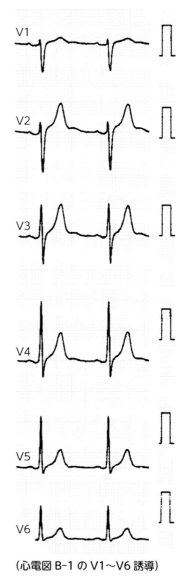

（心電図 B-1 の V1～V6 誘導）

d) 軸って何？ ——QRS の方向をみる 一歩先へ

◆ 心電図の軸についても触れておきましょう．**四肢誘導でみた心臓の電気の流れる向きを軸**と呼んでいます．

◆ 通常，心臓の電気の流れは，心房から心室に伝わる際に，正面から見て右肩から左脇腹に向かって広がります．その向きを**正常軸**といいます．

◆ **正常軸の矢印を分解してみる**と，Ⅰ誘導アンテナにも，aVF アンテナにも向かっていく流れとなるため，**Ⅰ誘導，aVF 誘導の QRS 波は上向きをしているのが正常**です．

◆ 下の右図のように右横のⅠ誘導を 0°，下向きの aVF 誘導を 90°，これらのベクトルの和（緑矢印）を正常電気軸とするチャートを用いると，電気軸が異常かどうか簡単に調べることができます．

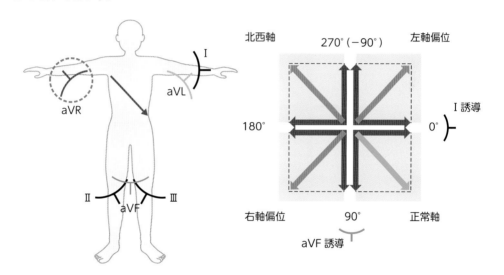

具体的にみてみましょう

◆ Ⅰ誘導，aVF 誘導の QRS 波がともに上向きのとき，その和（緑矢印）は 0°～90°の間にあります．これが正常軸です．

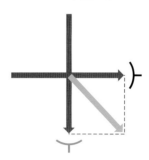

◆ I誘導のQRS波が下向きだと，軸は90°〜180°で**右軸偏位**（right axis deviation：**RAD**）という異常になります．

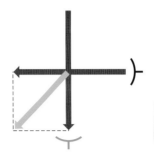

> I誘導のQRSが下向き＝I誘導から遠ざかる矢印になり，合わせると南西方向，つまり右軸偏位となる

◆ また，aVF誘導のQRS波が下向きだと，軸は−90°〜0°で**左軸偏位**（left axis deviation：**LAD**）という異常になります．

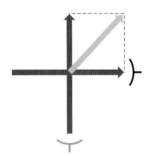

> aVF誘導のQRSが下向き＝aVF誘導から遠ざかる矢印になり，合わせると北西方向，つまり左軸偏位となる

◆ さらに，I，aVF誘導のQRS波がともに下向きだと，軸は180°〜270°（−90°）で，**北西軸**という異常になります．

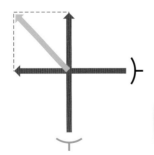

> I誘導，aVF誘導ともにQRSが下向き＝ともに遠ざかる矢印となり，合わせると北西軸となる

◆ PQ時間などと違って，軸偏位だけで何らかの病気を診断できるというものではありませんが，移行帯の異常のように左心室，右心室に負担がかかっているサインかもしれません．心筋症などではささいな心電図異常しか現れないかもしれません．これにも「なんかヘン？」と反応して，必要に応じて心エコー検査や運動負荷心電図を確認します．

e）洞調律とは

◆ 洞結節から心臓の電気的指令が心臓全体に正しく伝わり，正常な心拍リズムを示す状態を**洞調律**（sinus rhythm）といいます．

◆ 27頁で示した正常心電図（**B-1**）も，もちろん洞調律です．つまり洞結節からの興奮を表す**P波があることが洞調律の1つの目安**になります．

f）洞調律のP波の形を考えてみましょう

◆ 心房にも電気専用の道筋（黄色の線）があって，右心房には3本，左心房にも電気を伝える道筋が伸びています．

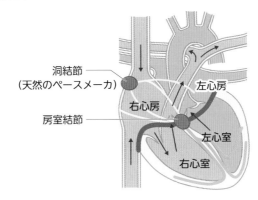

◆ 洞結節は右心房の上のほうにあるので，房室結節に至る心房の電気の流れは右上から左下になります．

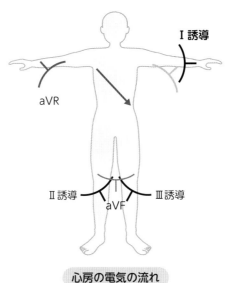

心房の電気の流れ

◆ 足側へ向かう，すなわち足側の誘導であるⅡ，Ⅲ，aVF誘導からみればアンテナに電気が近づいてきますから，**Ⅱ，Ⅲ，aVF誘導のP波は陽性が基本**です．それぞれのアン

テナの向きが微妙に異なるので，Ⅲ誘導やaVF誘導のP波は小さい陰性になることもありますが，**Ⅱ誘導のP波は必ず陽性**です．

g）まず右心房が興奮して左心房が興奮する──V1から見ると…

◆ V1誘導のP波を見てください．P波は小さいですがよく見ると**前半が陽性，後半が陰性**です．P波は心房全体の興奮を反映していますが，洞結節が右心房にありますので，先に右心房，遅れて左心房が興奮します．

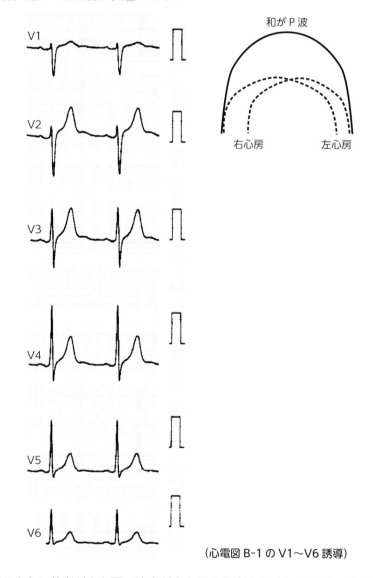

（心電図B-1のV1～V6誘導）

◆ 上の右図のように前半が右心房，後半が左心房の興奮を反映しており，その和がP波です．V1誘導のアンテナから見ると，右心房の興奮はアンテナに近づいてくるので陽性に，左心房に広がる興奮はアンテナから遠ざかるため陰性になります．これを合わせてV1誘導のP波はプラスマイナスです．

h) 心房に負担がかかると P 波はどうなる？ —— 右房負荷・左房負荷 一歩先へ

◆ 洞調律の P 波を説明したので，右房負荷，左房負荷の心電図を示します．右房負荷，左房負荷という言葉は聞き慣れないかもしれませんが，**心房に負担がかかったら P 波が大きくなります**．P 波の形をモニター心電図で論ずることはまずないので，これは 12 誘導心電図だからわかる話です．洞調律の P 波の形の異常はここでしか出てきません．

◆ **右房負荷の心電図（B-2）は肺気腫**の患者さん，**左房負荷の心電図（B-3）は僧帽弁閉鎖不全症**の術前の患者さんです．それぞれ右房負荷，左房負荷を呈する代表的な疾患です．どちらの P 波も II，（III），aVF 誘導で陽性であり，洞調律の P 波に矛盾しません．

◆ **右房負荷**の心電図では，II，III，aVF 誘導の **P 波がなんか尖っています**．これが右房負荷の心電図の特徴です．P 波の幅は広がらず，高さがあるので尖って見えるのです．**肺性 P** と呼ばれます．

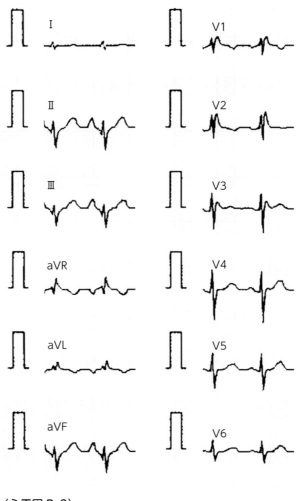

（心電図 B-2）

◆一方，**左房負荷**の心電図では，V1 誘導の P 波の後半成分が幅広く深い陰性になります．後半成分が左心房でしたから合致しますね，また，Ⅰ，Ⅱ誘導の **P 波も大きく幅広**で，**ノッチを伴っています**．これが左房負荷の P 波の特徴で**僧帽 P** と呼ばれます．

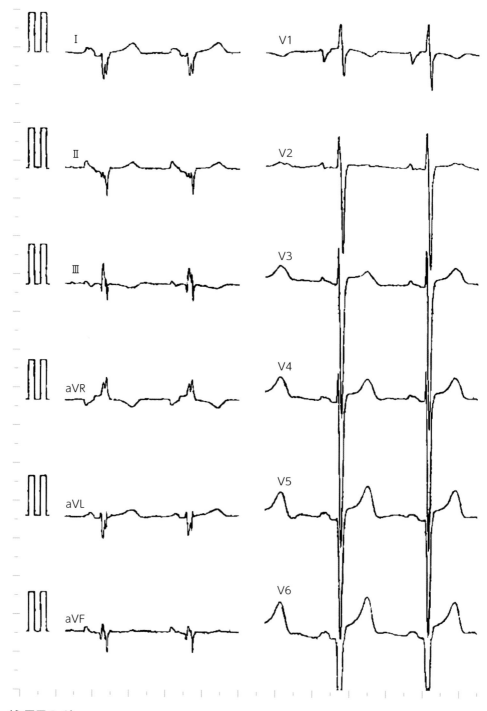

(心電図 B-3)

第 2 章

なんかヘン!? の
センスをみがく

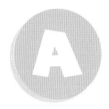

なんかP波とQRS 波がバラバラ!?

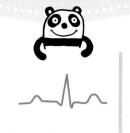

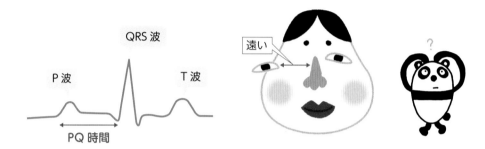

◆ なんか左の2つの山の間隔がヘンです．…そう思ったらPQ時間の異常を疑います．

⚫ PQ時間は長くても・短くてもよくない

◆ P波の始まりからQRS波の始まりまでが**PQ時間，心房に電気が流れ始めてから心室に電気が流れるまでの時間です．長すぎても短すぎても異常です**．この項ではまずPQ時間が長いものから見てみましょう．

◆ 心房が大きくなれば，それだけ心房に電気が流れるのに時間がかかりますから，P波の幅が広くなるのですが，それよりもPQ時間に大きく影響するのは房室結節を電気が流れる時間です．

◆ 房室結節の伝導が悪くなることを**房室ブロック**（atrioventricular block：**AVB**）と呼びます．

⚫ どう見極める？——房室ブロックのみつけかた

◆ 心電図を見るときは，P波のよく見えるⅡ誘導などでP波をみつけ，PQ時間を測るクセをつけます．

◆ **PQ時間の正常値は0.12〜0.20秒**，目盛りでいえば**3〜5目盛り**（5目盛り＝1マス）です．

◆ それでは，実際の房室ブロックの心電図を見てみましょう．

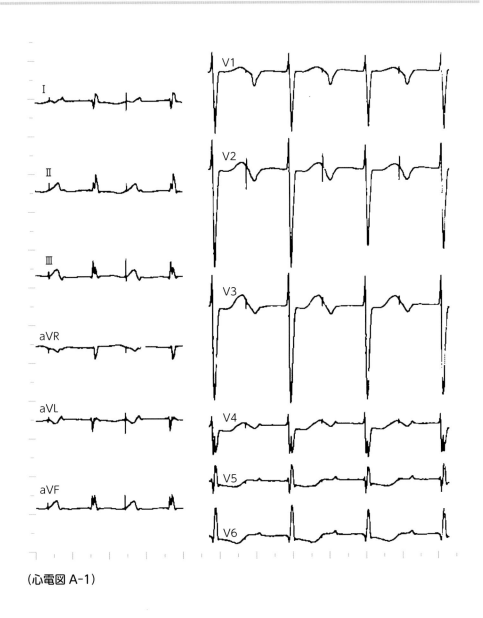

（心電図 A-1）

P波とQRS波がつながっている "1度"

◆ 房室ブロックの程度もさまざまです．房室結節の伝導速度が遅くなり，電気が流れるのに時間はかかるけれども，P波に続いてQRS波が現れるのが**1度房室ブロック**です．P波は小さいですが，Ⅱ，Ⅲ，aVF誘導で陽性の洞調律のP波が見てとれます．スパイクが見えるのはペーシングだからです．今は気にしないでください．後で説明します．T波とP波がくっついています．それだけP波とQRS波が離れています（①）．PQ時間は8mmですから0.32秒あります（0.04 × 8 = 0.32）．

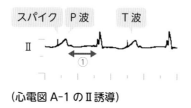

（心電図A-1のⅡ誘導）

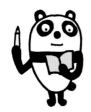

次の心電図はどうでしょう.

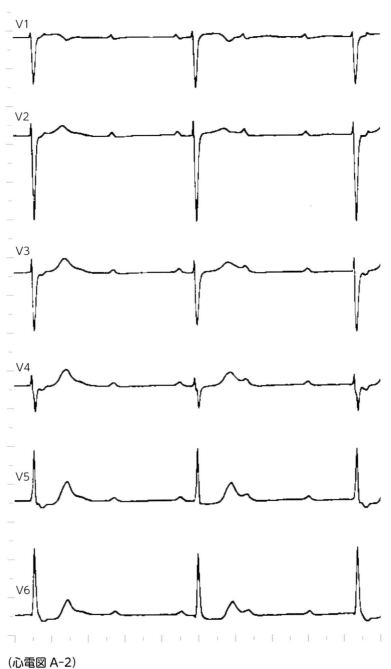

(心電図 A-2)

P波とQRS波がつながっていない"3度"

◆ 胸部誘導（V1〜V6）だけですが，小さいP波とQRS波が確認できます．このQRS波はP波と無関係に現れています．P波がQRS波につながっていないのです．房室結節がまったく電気を通さない状態が**3度房室ブロック（完全房室ブロック）**です．

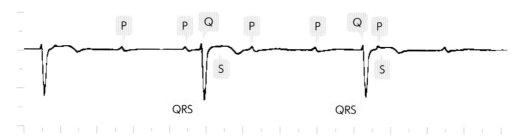

（心電図 A-2 の V1 誘導）

◆ 心拍数は約33/分（300÷9マス）で，P波は約83/分（300÷3.6マス）で出現しています．このQRS波はP波と無関係に現れていることがわかります．
◆ 房室結節で電気がブロックされても心臓は止まることなく，約33/分と遅い心拍数ですが一定のリズムで動いています．どうしてでしょうか？

いざというときの秘密のペースメーカ —— 補充調律

◆ それは**第二のペースメーカの働き**です．第一のペースメーカは前にお話しした洞結節ですが，第一のペースメーカからの刺激がブロックされてしまうと，このように第二のペースメーカがはたらき始めるのです．これを**補充調律**といいます．33頁の洞調律をご参照ください．
◆ 第二のペースメーカは房室結節のすぐ下に存在することが多いです．そこからの刺激は**右脚・左脚を通って心室に伝わるので，QRS波の形は正常**なのです．
◆ 第二のペースメーカの場所や働きは人によって異なるので，QRS波の形が変わることも，心拍数がもっと遅くなることもあるのであります．房室ブロックのときに失神や心不全が現れるかどうかは第二のペースメーカの働きにより変わってきます．

これくらい知っていればだいたい対応できます

◆ 房室ブロックの原因はさまざまではっきりしないことも多くあります．

◆ 高カリウム血症や薬剤性などの可逆的な原因が否定されて，房室ブロックによるなんらかの症状があれば，治療はペースメーカです．

◆ 房室結節の下位でペーシングしてやらないと意味がありませんから，**心室ペーシングが必須です**．一時しのぎにテンポラリーペーシングを用いることもありますから，このときはカテーテル室の準備が必要です．

◆ 房室ブロックのいろいろについてはモニター心電図のところで説明します（▶第4章）．**モニター心電図では，房室ブロックの発見とその診断が重要ですから，P波のよく見えるII誘導でいいですね**．

◆ 新たな房室ブロックが現れた場合や，長い心停止を発見したときは報告するようにしましょう．

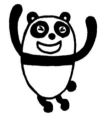

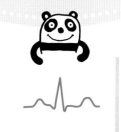

B なんかP波と QRS波が近い!?

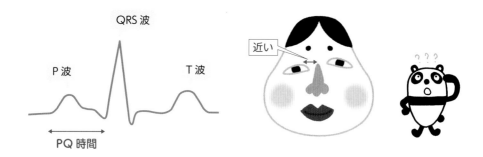

◆ 次は逆にPQ時間が短くなっています．なんかヘンです．

PQ時間がなぜ短くなるか

◆ どんなときPQ時間が短くなるでしょうか？　洞結節が房室結節の近くにある，とか心房が小さい，とかも考えられますが，洞調律のP波でここまでPQ時間が短くなることはありません．

◆ 心房と心室をつなぐ別の電線を考えると説明できます．別の電線を**副伝導路**もしくは**Kent（ケント）束**と呼びます．Kent束の電気の伝導が速かったらPQ時間が短くなります．この病態が**WPW［Wolff-Parkinson-White（ウォルフ・パーキンソン・ホワイト）］症候群**です．

どう見極める？ ── PQ時間短縮（WPW症候群）のみつけかた

◆ 房室ブロックのところでも触れましたが，PQ時間の正常値は0.12〜0.20秒．目盛りでいえば3〜5目盛り（1マス）です．それより短いと異常です．

◆ では実際の心電図で確かめてみましょう．

これわかる…?

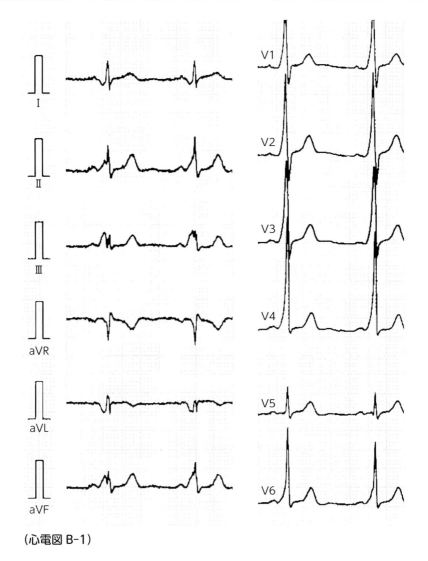

（心電図 B-1）

- 洞調律の P 波ですが，**P 波の終わりと QRS 波の始まりが一致**（①）しています．PQ 時間は 2.5 目盛りで 0.10 秒．明らかに短い PQ 時間です．
- **QRS 波の立ち上がりがだらっとしています**（②）が，これが Kent 束によるものです．△（デルタ）波と呼びます．WPW 症候群は次に示します発作性上室性頻拍という不整脈を起こすことがあります．

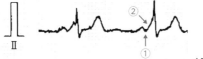

（心電図 B-1 の Ⅱ誘導）

発作性上室性頻拍を起こすようになった場合の治療

- 治療はどうでしょうか．無症状の場合は，通常は経過観察です．発作性上室性頻拍を繰り返し起こすようになったWPW症候群は治療する必要があります．
- Kent束は房室結節と異なり，心房筋に似た性質をもっており，**心房筋に効く薬がKent束にも効きます**．Ia・Ic群のNaチャネル遮断薬，シベンゾリンやピルジカイニドがそれに当たります．
- 実際のところ，これらの薬でKent束をブロックするのは容易ではなく，薬は一生飲み続けないといけないものですから，WPW症候群が根治できる（一度治ってしまえば再発しなくなる）カテーテル治療，**カテーテルアブレーション**が盛んに行われています．熱を加えてKent束を切ってしまう治療です．**WPW症候群のカテーテルアブレーションは成功率が90%以上，再発率が10%以下と非常によい成績**ですから，必要があれば悩まずカテーテルアブレーションでよいかもしれません．

これくらい知っていればだいたい対応できます

- WPW症候群はそれと診断されて入院することがほとんどです．モニター心電図で大切なのは**発作性上室性頻拍の発見**ですから，Ⅱ誘導で大丈夫です．

WPW症候群 一歩先へ

● 分類——Kent束はどこにあるかがカテーテル手技を決めるポイント

- いくらカテーテルアブレーションが安全に行えるとはいえ，**起こりうる合併症を想定しておくことは重要です**．Kent束がどこにあるか，左心房と左心室をつないでいるか（**タイプA**），右心房と右心室の間か（**タイプB**），中隔の房室結節に近いところで心房と心室をつないでいるか（**タイプC**），によってカテーテルの手技が異なります．

● タイプA——Kent束が左心房と左心室の間にある

- それでは先ほどの心電図（**B-1**）のKent束はどうでしょう．QRS波の途中からは，房室結節，右脚・左脚を通って心室に伝わる正常な電気の波が混じってきますから，**純粋にKent束を反映するのはQRS波の立ち上がり，Δ波だけです**．Kent束の場所を予想するのに，V1誘導のΔ波の形で分類するのが一般的です．

◆ ここでは **V1 誘導の△波は陽性です**. 陽性の場合を**タイプ A** と呼んでいます. タイプ A は Kent 束が左心房と左心室の間（しっかり左）にあることを示唆します.

● **タイプ B**──Kent 束が右心房と右心室の間にある

◆ この心電図はどうでしょう.

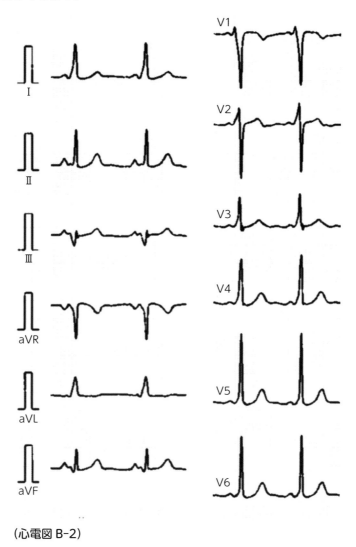

（心電図 B-2）

◆ この心電図も洞調律で PQ 時間は 0.08 秒と短く, QRS 波の立ち上がりはだらっとしていて, △波を認めます.

◆ WPW 症候群の心電図ですが, V1 誘導の△波はどうでしょうか. この心電図の **V1 の△波はプラスマイナスです**. これを**タイプ B** と呼び, Kent 束が右心房と右心室の間（しっかり右）にあることを示唆します.

● タイプC──Kent束が中隔の心房と心室の間にある

◆ さらにこの心電図はどうでしょうか？

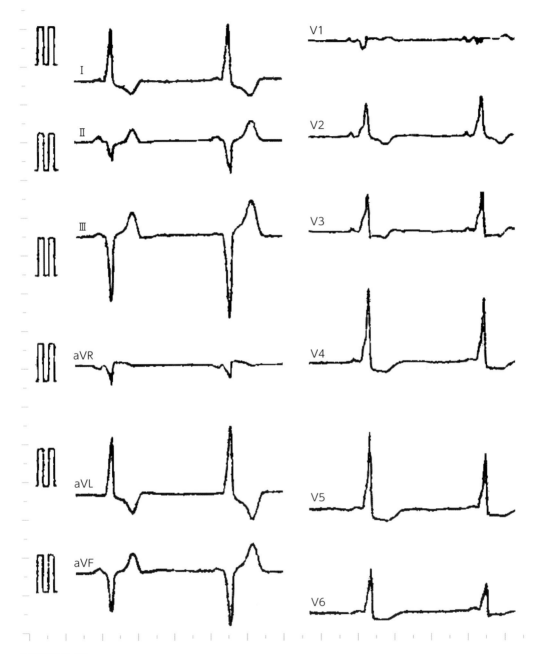

（心電図 B-3）

◆ やはり洞調律で PQ 時間は 0.10 秒と短く，QRS 波の立ち上がりに△波を認めます．

◆ V1 の△波はほとんど上向きの成分がなく，ほぼ下向きです．このような**下向きの△波をタイプ C と呼んで，Kent 束が中隔の心房と心室の間にある**めずらしい形です．

● タイプ別合併症の頻度と治療法

✦ Kent 束の場所によって，脳梗塞や房室ブロックなどのカテーテルの際に想定される合併症の頻度も変わってきますから，こうした予想は治療法を選択するときの参考になります．

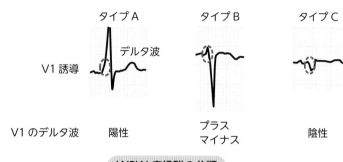

WPW 症候群の分類

✦ タイプ A は左心系を治療するので脳梗塞や心筋梗塞の合併症が，タイプ C は房室中隔に近いところを治療するので房室ブロックのおそれがあります．心穿孔の合併症はどのカテーテルにも共通ですね．タイプ B が一番安全ということになりますが，頻度が高いのはタイプ A です．

なんかスカスカ!?

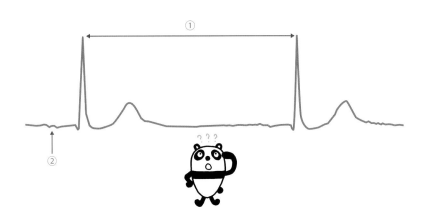

◆ 何やら全体的にスカスカです．なんかヘンです……．こんなときは徐脈の鑑別が必要です．

◆ では実際の心電図をみてみましょう．

これわかる…?

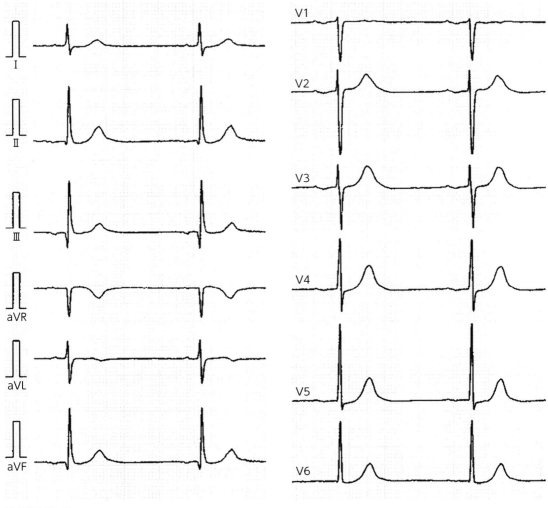

(心電図 C-1)

どう見極める？── 洞不全症候群のみつけかた

- R-R 間隔が **7.5 マス**（①）ですから，心拍数が毎分 40 回（300 ÷ 7.5 マス）で**徐脈**です．心拍数 60/ 分未満が徐脈です．
- P 波はあって P 波と QRS 波の関係は 1：1，PQ 時間は 240ms で 1 度房室ブロックはありますが，これが徐脈の原因ではありません．P 波が遅いのが徐脈の原因です．
- **Ⅱ誘導の P 波が平坦**（②）ですから，洞調律の P 波ではなさそうです．この患者さんの場合，洞結節のペースメーカとしての働きが遅すぎるか停止しているため，第二のペー

スメーカが働こうとするのですが，心房からの電気は心室に伝わります．**洞結節とは異なる心房のどこかが第二のペースメーカとして働いているのです．これは異所性心房調律と呼ばれます．**病気の原因は洞結節がうまく働いていないことですから，**洞不全症候群**（sick sinus syndrome：**SSS**）といいます．

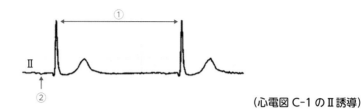

（心電図 C-1 の II 誘導）

🐾 これくらい知っていればだいたい対応できます

- 洞不全症候群はタイプによって 1～3 型に分類する **Rubenstein（ルーベンスタイン）分類**というのが知られていますが，この分類は**第 4 章のモニター心電図**のところで説明します．

- さて，洞不全症候群の治療も症状を伴う場合はペースメーカです．房室ブロックと違って洞結節の働きを補ってやればいいわけですから，心房ペースメーカです（ペースメーカ心電図の詳細については 113～115 頁をご参照ください）．

- 洞不全症候群もモニター心電図では，徐脈の発見とその診断が重要ですから，P 波のよく見える II 誘導で大丈夫です．

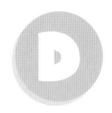

D なんか山が割れている !?

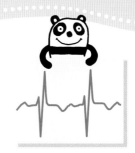

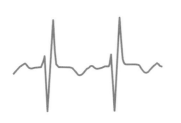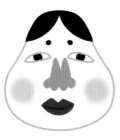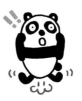

◆ なんか R 波の山が割れていてヘンです…．その場合は QRS 波の異常を疑います．なお Q 波の始まりから S 波の終わりまでが QRS 幅です．

◆ QRS 波の幅は狭いと書きました（▶23 頁）が，0.1 秒未満が正常です．右脚・左脚という電気専用の高速道路を通るので通常は幅の狭い QRS 波になります．

どう見極める？ ── QRS 幅異常のみつけかた

◆ では実際の心電図をみてみましょう．

これわかる…?

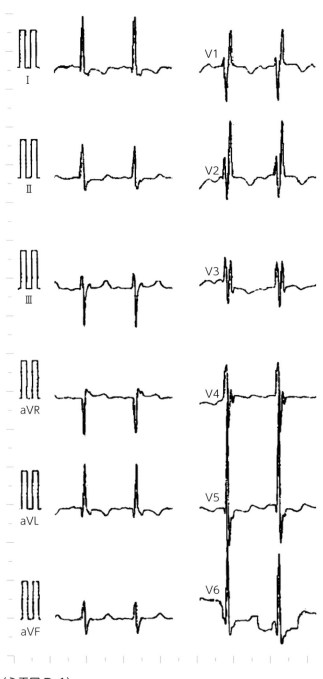

（心電図 D-1）

● V1 が rSR′型になる "右脚ブロック"

◆ QRS 幅が 0.16 秒と**幅の広い QRS 波**をしています．とくに V1 誘導で QRS 波が広い
のがわかりやすいですね．これが**右脚ブロック**(right bundle branch block：**RBBB**)
の心電図です．

◆ V1 誘導の QRS 波は，この心電図のように rSR′型になるのが典型的です．2 つ目の上
向きの波のほうが 1 つ目の上向きより大きいので rSR′と書きます．下向きの波が S 波
ですから，下向きの波にならず，**ノッチのある 1 つの R 波なら M 型，S 波が深く R 波
が 2 つに分かれたら rSR′型です**．形が違うだけで，V1 誘導の R 波が幅広いことに違
いはありません．

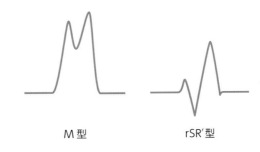

M 型 　　　　　　　rSR′型

◆ 正常心電図のところ（▶ 29 頁）で，右心室の電気の流れは左心室にまぎれてほとんど見
えない，と書きましたが，右心室の興奮が遅れるため，V1 誘導のアンテナに後から近
づいてきて，V1 誘導の R′波をつくります．それと同時に，**V6 誘導に幅広い S 波が現
れます**．

● これわかる…?

◆ では次の心電図はどうでしょう？

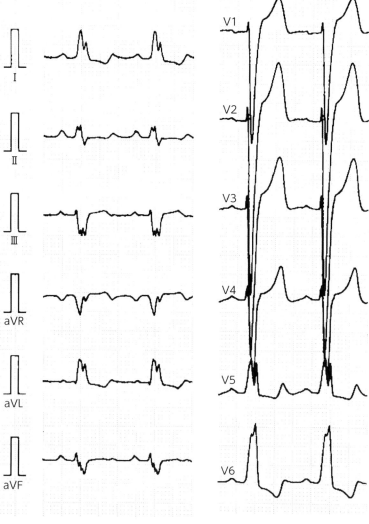

（心電図 D-2）

V6 にノッチのある "左脚ブロック"

- これまた QRS 幅が 0.16 秒と幅の広い QRS 波をしています．しかし今度は **V6 誘導で幅の広い，ノッチのある R 波**（①）をしています．これが**左脚ブロック**（left bundle branch block：**LBBB**）の心電図です．

- 左脚の伝導が途絶えて，右脚・右心室を先に興奮させた電気が回り込んで遅れて左心室を興奮させますので，V6 誘導のアンテナには遅れて電気が近づいてきます．これが V6 誘導で幅の広い QRS 波をつくります．

- この V6 誘導の R 波のタイミングに一致して，**V1 誘導に幅広い S 波**（②）が現れます．V1 のアンテナからみると，遅れて電気が遠ざかるからです．

- また，V5,V6 誘導に Q 波がない（③）のも左脚ブロックの特徴です．Q 波は心室中隔の興奮を反映していると考えられていますが，左脚ブロックのときは**心室中隔の興奮がV6 誘導のアンテナに近づく方向に変化するので Q 波はなくなる**（上向きに振れるため R 波と同化する），と考えられています．

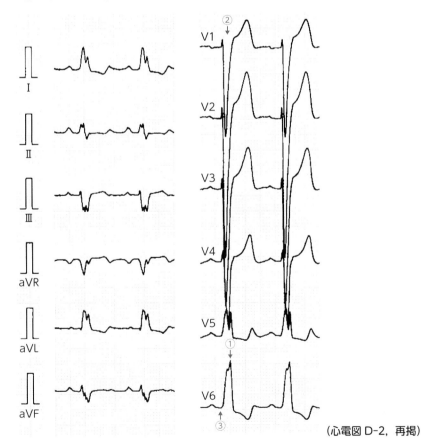

（心電図 D-2，再掲）

不完全右脚ブロック，不完全左脚ブロック

◆ ところで，この 2 つの心電図では QRS 幅がともに 0.16 秒と著しく延長していましたが，症例によっては 0.1〜0.12 秒と正常より少しだけ幅広い，ということがあります．これを**不完全右脚ブロック**（incomplete RBBB：**IRBBB**），**不完全左脚ブロック**（incomplete LBBB：**ILBBB**）と呼んでいます．

◆ また，この心電図のように，QRS 幅が 0.12 秒以上ある場合，**完全右脚ブロック**（complete RBBB：**CRBBB**），**完全左脚ブロック**（complete LBBB：**CLBBB**）と呼んでいます．

◆ 健康診断で右脚ブロックがみつかることはしばしばあります．それは**右脚は 1 本だけしかないので切れやすい**ためです．右脚ブロックは病的意義に乏しいため，健康診断では「経過観察」とされることが多いかと思います．

◆ 一方，左脚は前枝と後枝に分かれており，**左脚ブロックはこれが 2 本とも切れた状態**です．それだけ広範に心筋がダメージを受けていることを示唆しているのですから，明らかに異常です．**何か心臓に病気をもっている可能性が高くなります**から，健康診断で左脚ブロックがみつかったときは「要精査」とされると思います．

◆ 右脚ブロック，左脚ブロックがあったからといって必ず心臓に異常があるというわけではありませんが，心エコー検査などで心臓に何か病気が隠れていないかを確認するようにしましょう．

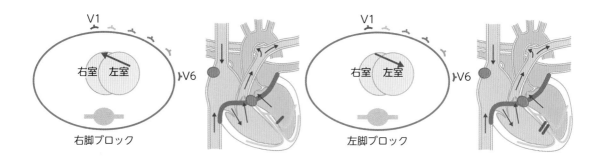

これくらい知っていればだいたい対応できます

- V1 誘導で rSR′ 型もしくは M 型が右脚ブロック，V6 誘導で M 型が左脚ブロックです．
- 右脚ブロック・左脚ブロックも QRS 幅の変化がわかればよいので，モニター心電図はⅡ誘導で問題ありません．QRS 幅の変化に気づいたら 12 誘導心電図をとって報告しましょう．

	右脚ブロック	左脚ブロック
V1	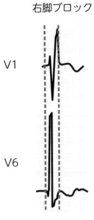	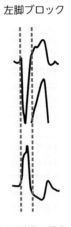
V6		
特徴	V1 誘導の幅広い M 型 R 波（rSR′ 型が典型的）V6 誘導に一致した S 波	V1 誘導に幅広い S 波 V6 誘導にノッチのある幅広い R 波（q 波は欠如）

三束ブロック 一歩先へ

◆ それでは，次の心電図はどうでしょう．

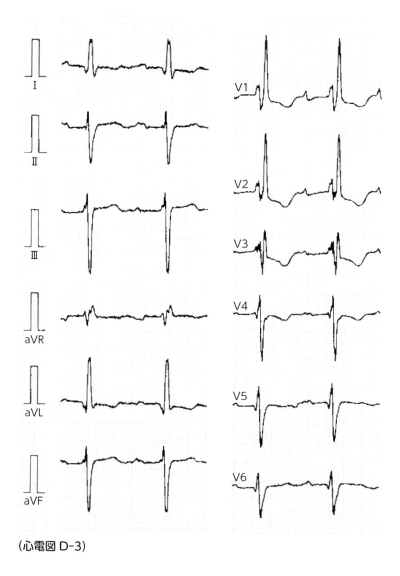

(心電図 D-3)

- QRS 幅は 180 ms と広く，V1 誘導で rSR′型をしています．完全右脚ブロックの心電図です．P波の形は洞調律で矛盾しませんが，PQ 時間が 280 ms と延長しています．1 度房室ブロックです．さらに，Ⅱ，Ⅲ，aVF 誘導の QRS 波が下向きです．第 1 章で説明した左軸偏位です．

- **左脚は前枝と後枝の 2 本に分かれるので，左脚ブロックは起こりにくい**ことを 58 頁で説明しましたが，前枝だけ，または後枝だけ，の伝導が途絶えることがあります．左脚前枝だけが切れても QRS 幅は正常なのですが，**左心室には後枝から電気が回り込んで伝わることになるので，心室の興奮の方向が変わって左軸偏位**になります．逆に**左脚後枝が切れると右軸偏位**になります．ここでは左軸偏位になっていますから，左脚前枝がブロックされています．

- ですから，この心電図では，**1 度房室ブロック，右脚ブロック，左脚前枝ブロックの 3 つが同時に起こっている**ことになります．それぞれの病態だけだったら治療は必要ないのですが，この 3 つが同時にそろった場合は近い将来さらに房室ブロックが進行することが多く，場合によっては失神するかもしれません．3 度房室ブロックに準じてペースメーカ治療の適応とされます．

- 繰り返しになりますが，「1 度房室ブロック + 右脚ブロック + 左軸偏位」または「1 度房室ブロック + 右脚ブロック + 右軸偏位」は**三束ブロック**と呼ばれ，**完全房室ブロックに準じてペースメーカ治療を考慮する**，です．

- 三束ブロックは本人に自覚症状がないので，治療の必要性に理解が得られにくいですが，ていねいに説明する必要があります．

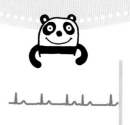

E なんか間隔が一定じゃない!?（その1）

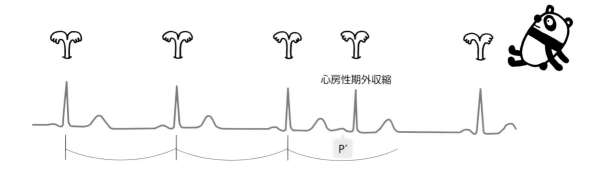

心房性期外収縮

P′

◆ 明らかに間隔が一定ではありません．なんかヘンです．…そう思ったら**期外収縮**を疑います．

● これわかる…?

◆ 次の心電図を見てください.

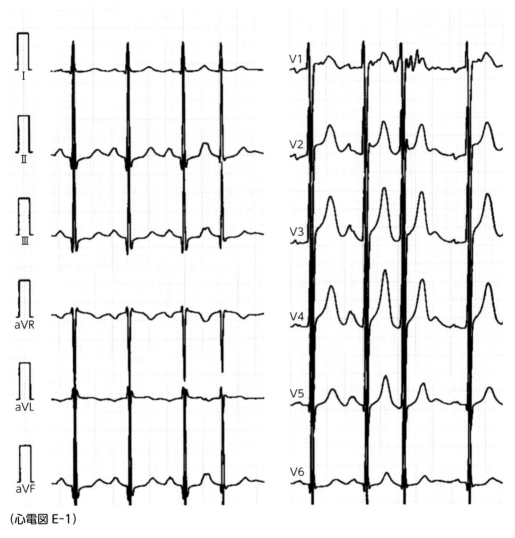

（心電図 E-1）

どう見極める？── 心房期外収縮のみつけかた

◆ **四肢誘導の 4 拍目**（①），**胸部誘導の 3 拍目**（②）はタイミングが早いですよね．でも QRS 波の形は正常な洞調律のときとかわりません．これが**心房期外収縮**（paroxysmal atrial complex：**PAC**）です．

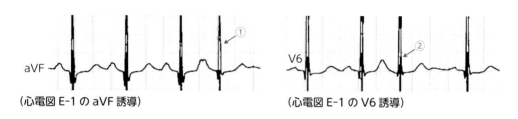

（心電図 E-1 の aVF 誘導）　　　　　　（心電図 E-1 の V6 誘導）

◆ 心房に由来する 1〜数発の不整脈で，心電図のポイントは，QRS 波に先行して，心房の興奮を表す P 波があることと，洞調律と変わらない形の QRS 波です．

◆ ここではⅡ誘導やⅢ誘導がわかりやすいですが，**直前の洞調律の T 波の形に注目してください**．1〜2 拍目の T 波の形と異なります（↕）よね．3 拍目の T 波が大きくて，ノッチがあります．これは 3 拍目の T 波には 4 拍目の P 波が重なっているからです．

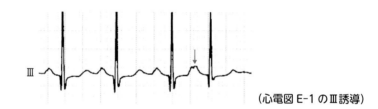

（心電図 E-1 のⅢ誘導）

◆ そして，心房から房室結節を経て右脚・左脚を伝わって心室が興奮するのは洞調律のときと同じですから，QRS 波の波形は変化しません．タイミングの早い脈で，先行する P 波と正常時と形の変わらない QRS 波をみつけたら，心房期外収縮で決まりです．

◆ 心房期外収縮では QRS 波の形が変わらない，ということは，心室は正常に収縮するということです．心房期外収縮で心機能が低下することは普通ありません．

◆ 心房期外収縮の頻発は，**甲状腺機能亢進症が引き金になっていたり，僧帽弁逆流など心房に負担のかかる病気が原因**であったりしますから，採血や心エコーで確認するとよいでしょう．

これくらい知っていればだいたい対応できます

◆ 心房期外収縮のタイミングによっては，**心臓がいわゆる空うちをすることがあります**．心電図で QRS が現れていても，必ずしも脈として触れるとは限らないのです．こうなると，患者さんは脈の**欠滞**（けったい）（脈がとぶこと）を感じて動悸を訴えるかもしれません．また，心房期外収縮はあえて治療を必要としませんが，心房期外収縮がきっかけとなって後述の心房細動や心房頻拍を発症することがあります．

◆ モニター心電図は P 波のよく見える II 誘導でいいですね．QRS 波の変化の有無もわかるはずです．心房期外収縮が突然頻発するのはおかしいですから，それとなく報告しましょう．

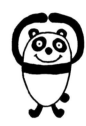

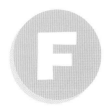

F なんか間隔が一定じゃない!?(その2)

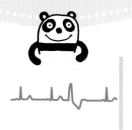

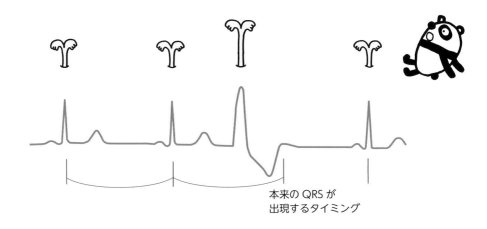

本来の QRS が
出現するタイミング

◆ これも間隔が一定ではありません. …つまり期外収縮を疑います.

● これわかる…?

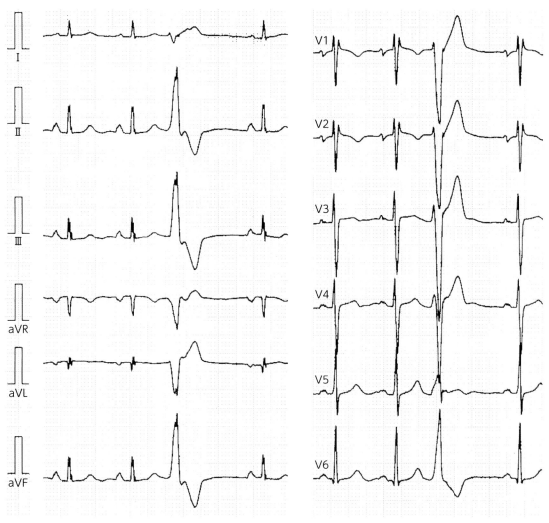

（心電図 F-1）

どう見極める？── 心室期外収縮のみつけかた

- 四肢誘導，胸部誘導ともに **3 拍目はタイミングが早い**（①）ですよね．しかも．QRS 波の形は正常な洞調律と違って幅の広い，脚ブロックのような QRS 波です．これが**心室期外収縮**（paroxysmal ventricular complex：**PVC**）です．
- 心室に由来する単発ないし 2 連発の不整脈で，心電図のポイントは，**QRS 波に先行する P 波がない**（②）ことと，**幅広い QRS 波**（③）です．心室の興奮は房室結節から右脚・左脚を通る興奮ではないので幅の広い QRS 波になります．3 連発以上は後述の心室頻拍として扱います．

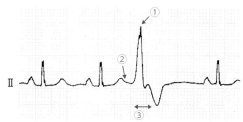

（心電図 F-1 の II 誘導）

- 心房期外収縮と同様，心室期外収縮のタイミングによっては，心臓が空うちをして脈の欠滞，動悸につながるかもしれません．心室期外収縮では QRS 波の幅が広くなり，心室期外収縮が頻発すると心機能が低下することがあります．

これくらい知っていればだいたい対応できます

- 心機能によって心室期外収縮の危険性が大きく異なります．心エコーで確認するとよいでしょう．
- モニター心電図は標準の II 誘導でよくわかりますね．これまでなかった心室期外収縮が出現してきたら，何か心臓の変化が起きているかもしれません．報告しておきましょう．

不整脈の起源を推理する

◆ では，67 頁の心電図（**F-1**）の心室期外収縮は心室のどのあたりから出ているでしょう？

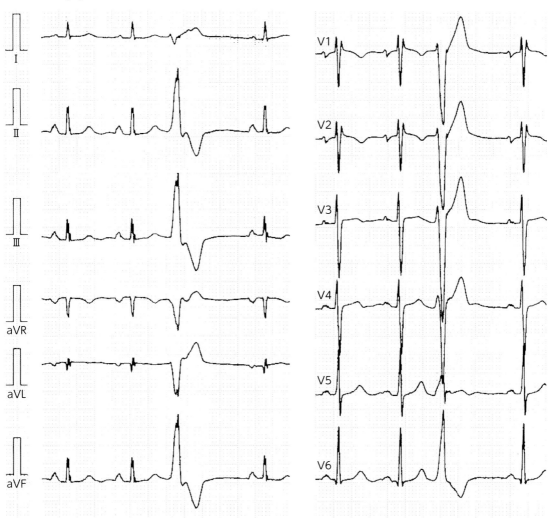

（心電図 F-1，再掲）

◆ **3 拍目の心室期外収縮の QRS 波形に注目です**．この心室期外収縮の QRS 波形は，V6 誘導で幅の広い上向きの QRS 波，V6 誘導に遅れて近づいてきています．左脚ブロックに似ています．ということは，左心室の興奮が遅れているのですから，右心室に起源があってそこから左心室に伝わっているとすれば波形が合致します．

◆ さらに II，III，aVF 誘導も上向きの QRS 波ですから，II，III，aVF 誘導のアンテナに電気が近づいている，電気の向きとしては上から下に向かっています．

◆ 以上を考え合わせると，右心室の上のほう，肺動脈に血液を送り込むあたりの期外収縮です．**右室流出路起源の期外収縮**といわれています．実は，この右室流出路起源の心室期外収縮はふつう心配ありません．健康診断で指摘される心室期外収縮の多くはこの形です．心エコーをしても心臓に異常はみつからず，経過観察とされることの多い心室期外収縮です．**心室期外収縮は心機能が悪くなっているサインのことがある**ので，健康診断で指摘されたら，まずは心エコーで心機能を確認することが大切です．

◆ 右室流出路からでる心室期外収縮はとくに治療を必要としませんが，動悸などの症状が強い場合や，数が多い，連発の間隔が短いなどの場合はβ遮断薬やナトリウムチャネル遮断薬が用いられます．また，この右室流出路起源の心室期外収縮はカテーテルアブレーションの成功率が高いことでも知られていますので，薬物治療がうまくいかない場合や継続がむずかしい場合には，カテーテル治療による根治も検討されます．

◆ その他の形の心室期外収縮はケースバイケースです．心エコー検査で心臓の収縮が低下している場合は，心不全に注意しながらβ遮断薬を用いたり，カリウムチャネル遮断薬を用いたりします．後述の心室頻拍のように植込み型除細動器（ICD）で治療することもあります．

◆ このように心室期外収縮といっても波形もいろいろですし，治療もさまざまですから，**モニター心電図で心室期外収縮をみたら 12 誘導心電図をとる**ようにしましょう．

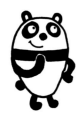

◆ それでは，この心室期外収縮はどうでしょう.

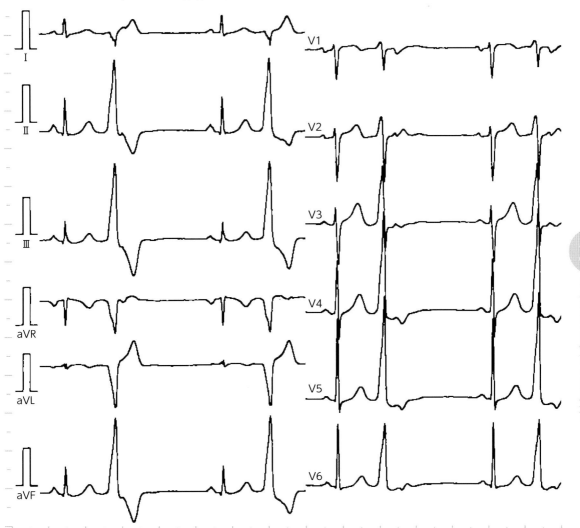

（心電図 F-2）

◆ 四肢誘導の2拍目，4拍目，胸部誘導の2拍目，4拍目は心室期外収縮ですね.

◆ QRS波に先行するP波がなく，幅広いQRS波ですから，心室期外収縮の特徴に矛盾
しません. 正常の洞調律と心室期外収縮が交互に出ています. こういう不整脈の出現パ
ターンを**二段脈**（bigeminy）といいます.

◆ では，この心室期外収縮は心室のどのあたりから出ているでしょう？ という，先ほどと
同じ質問です. 出所によってはアブレーションで治してしまえるかもしれません. 69頁
の心室期外収縮（F-1）とよく比べてみてください.

- この心室期外収縮の QRS 波形も，V6 誘導で大きな上向きの QRS 波，すなわち左脚ブロックに似ています．Ⅱ，Ⅲ，aVF 誘導も上向きの QRS 波ですから，電気は上から下に向かっています．Ⅰ誘導で陰性の QRS 波ですから，軸にたとえれば右軸偏位です．

- 一見すると右室流出路起源のようですが，**69 頁の心室期外収縮と比べると V2 誘導の上向き成分，R 波が大きめ**ですよね．このように，「左脚ブロック＋右軸偏位」で一見すると右室流出路起源のようですが，**V2 誘導の R 波が目立つ心室期外収縮は左室流出路起源の心室期外収縮の可能性**があります．右室流出路の反対側，すなわち左心室から大動脈につながるあたりに起源がある，ということです．ちょうど大動脈弁を超えて冠動脈が出てゆくあたりです．

- この左室流出路起源の心室期外収縮も良性の心室期外収縮のことが多く，カテーテルアブレーションの成功率も高いです．ですが，カテーテルアブレーションには心筋梗塞や脳梗塞の合併症が加わりますから，カテーテル治療の決断には勇気がいります．それなら薬でなんとかしよう，となるかもしれません．心電図による心室期外収縮の発生部位の予想は必ずしも当たるとは限りませんが，治療法を考える 1 つの材料にはなると思います．

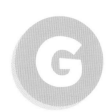

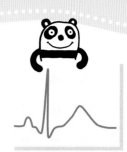

G なんか間延びしている!?

QRS 波の始まりから T 波の終わりまでが **QT 時間**です. この部分が異常に伸びているのを見たことがあるかもしれませんが, ほうっておいても大丈夫でしょうか.

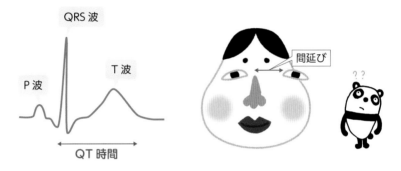

どう見極める? —— QT 延長のみつけかた

- QT 時間が長すぎることを **QT 延長**といいますが, QT 延長は**多形性心室頻拍**（Torsades de Pointes）と呼ばれる心室細動に似た不整脈を引き起こすことがあり, これは**失神しますし, 突然死を起こすことがある恐ろしい不整脈**ですから, QT 延長には気をつけなくてはいけません.

- 逆に QT 時間が短すぎるのが **QT 短縮**ですが, これは非常にめずらしいのと, 異常に尖った T 波になるので, 割とみつけやすいと思います.

- では QT 時間が「長い」「短い」というのはどう判断するのでしょうか. 実はこれ, 心拍数によって判断が変わります. つまり同じ QT 時間の長さでも, 心拍数が速く, RR 間隔が短くなるほど, 相対的に "QT 時間は長い" と判断できますし, 逆に心拍数が遅く, RR 間隔が長くなるほど, 相対的に "QT 時間は短い" と判断できます. まずはこの原理を頭に入れておくとよいです.

- 本当は, 同じ視点で「長い」「短い」を正確に判断するために計算で補正する必要がありますが….

$$補正 QT 時間（QTc）＝ 心電図の QT 時間 / \sqrt{RR 時間（秒）}$$

という, やや複雑な計算となります. 久しぶりに "√ (ルート)" をみて頭が痛くなった方もいるかもしれませんが, もしこの補正 QT 時間 (QTc) を素早く計算できるのであれば, 心拍数の速い・遅いに関係なく同じ基準 (**QTc の正常値は 0.36～0.44 秒**) で判断できるため便利です.

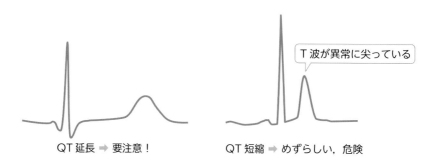

QT 延長 ➡ 要注意! 　　　　　　QT 短縮 ➡ めずらしい, 危険

◈ ただ, いちいち計算していたら時間がかかります. なので, おおまかに「心拍数が 60/分のとき, RR 時間は 1 秒だから QTc＝QT になって, 心拍数が 60/分より速く, RR 時間が短くなるほど, 補正 QT 時間は QT 時間より長くなり, 心拍数が 60/分より遅いほど, 補正 QT 時間は QT 時間より短くなる」くらい把握しておけば十分です.

◈ さらにおおまかに判断する方法をご紹介します. 下の図のように **R 波と R 波の中間をT 波が越えて**いれば長すぎる, というものです. これなら心拍数と無関係ですから, 簡単です.

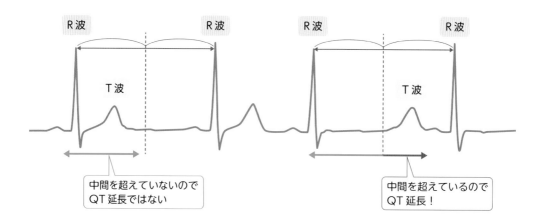

中間を超えていないので
QT 延長ではない

中間を超えているので
QT 延長!

● QT 延長はなぜ起こる？

- QT 延長の原因としては，遺伝子異常によりイオンチャネルの構造が異常なことによる，**先天性 QT 延長症候群**（congenital long QT syndrome：**CLQT**）もありますが，**二次的な要因によるものも少なくありません**.
- 二次的な要因として，
  - 低カリウム血症
  - 低マグネシウム血症
  - 徐脈

られています.

時間を延ばすことで効果を発揮するものもありますが，QT 時間が

整脈の原因になります.

イド系の薬や抗真菌薬が有名です.

です，あのガ〇ターで QT 延長を起こすことがあり注目されま

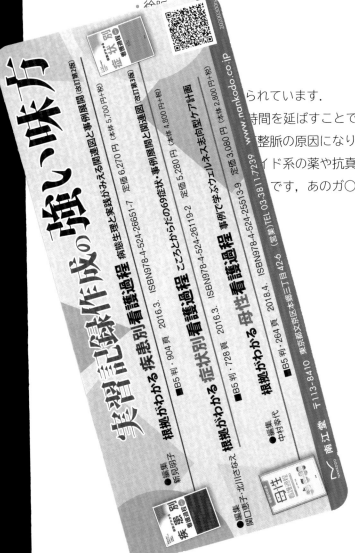

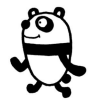

なんかヘン!? のセンスをみがく

2

これわかる…?

◆ では，実際の心電図を見てみましょう．この患者さんの心拍数は 71/分でした．この心電図から何がわかりますか？

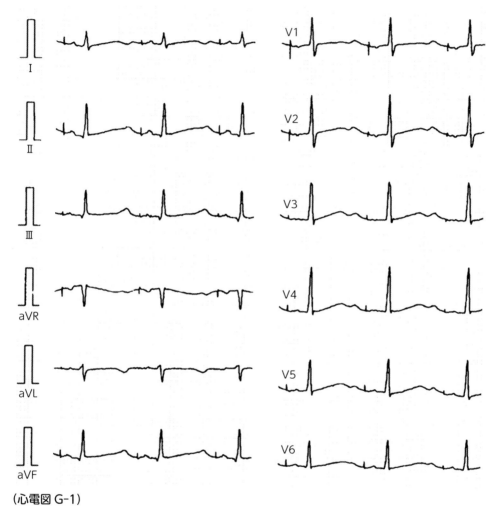

（心電図 G-1）

◆ これは**先天性 QT 延長症候群**の患者さんの心電図です．QT 時間が明らかに長い（次頁再掲図★）ですね．R 波と R 波の中間を T 波が超えています．

◆ QTc を計算式（▶73 頁）から，QT 時間が 580 ms で心拍数が 71/分，R-R 間隔では 0.84 秒ですから，

$$\text{QTc} = 580/\sqrt{0.84} = 580/0.92 = 630\,\text{ms}$$

となり，QTc の正常値（0.36～0.44 秒）と比べると異常に延長していることがわかります．

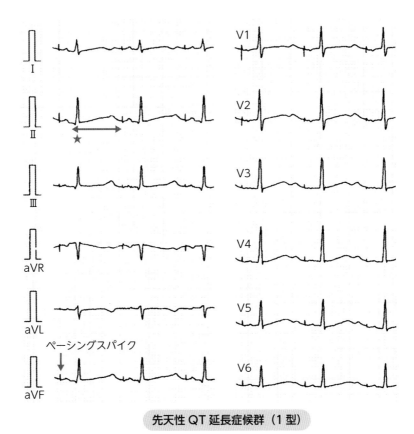

先天性 QT 延長症候群（1 型）

(心電図 G-1，再掲)

◆ ちなみに，この心電図では，P 波の直前に小さなスパイク（↓）が見えますが，これはペースメーカが心房を刺激したときにみられる**ペーシングスパイク**です．ペーシングスパイクは，心電図で必ずしも確認できるわけではありませんが，**心房のペーシングスパイクに続いて P 波が，心室のペーシングスパイクに続いて QRS 波が確認されれば**それと確認できます．

◆ 徐脈は QT 延長の一因ですので，徐脈をペースメーカで予防するのも 1 つの治療法です．QT 延長症候群では，多形性心室頻拍による突然死を予防するため，植込み型除細動器（ICD）が植込まれることがあり，ICD はペースメーカの働きをかねているので，心房をペーシングして心拍数を速めに保っていることが多いのです．

先天性 QT 延長症候群って？ 一歩先へ

- 前頁の心電図（**G-1**）では 1 型の先天性 QT 延長症候群の心電図ですが，先天性 QT 延長症候群には多くのタイプがあり，遺伝子異常の違いによって異常のでるイオンチャンネルの場所が異なります．10 種類以上のタイプが報告されているのですが，**1 型，2 型，3 型の 3 つで 90%** を占めます．

- なので 2 型，3 型の先天性 QT 延長症候群患者の心電図も見てみましょう．

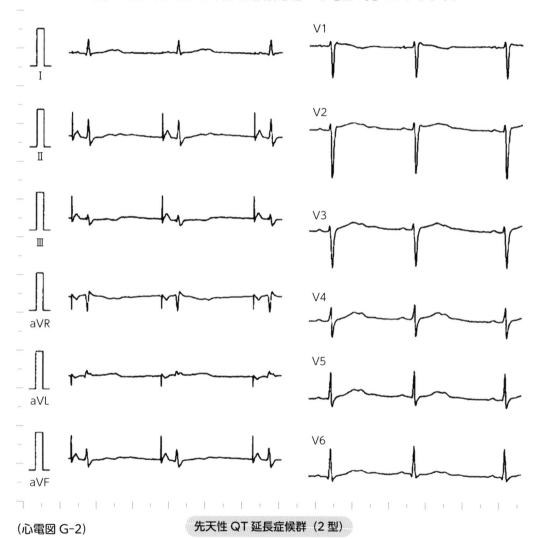

（心電図 G-2）　　　先天性 QT 延長症候群（2 型）

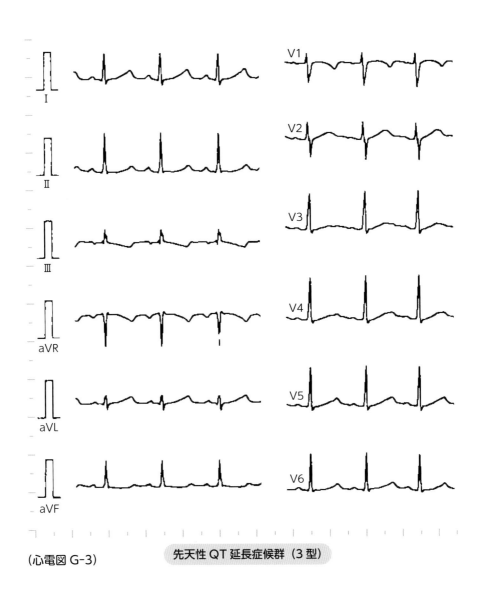

（心電図 G-3）　　先天性 QT 延長症候群（3 型）

⬥ どちらも，QT が長くて，間延びした心電図であることがわかると思います．ちなみに，2 型の心電図も，四肢誘導で P 波の前にスパイクが見えています．1 型の心電図と同じように，心房でペーシングしている心電図です．

心電図で先天性 QT 延長の型がわかる？ 一歩先へ

◆ 心電図だけで先天性 QT 延長症候群の何型かを言い当てることはできませんが，T 波の形に特徴があるといわれています．1 型は **broad based T** といって，だらっと幅の広い T 波（★），2 型は **low amplitude & notched T** といって，高さが低くノッチ（↓）を伴った T 波，3 型は **late appearing T** といって，遅れて出現する T 波（★）が，それぞれ特徴とされています．

◆ 心電図だけで型を当てることはできない，といいながら特徴を述べたのは，おおよその目星をつけることが臨床に役立つことがあるからです．それぞれの型によって，多形性心室頻拍や突然死といった心事故を起こしてくる状況にも特徴があり，治療法も異なるので，遺伝子検査の結果を待ちながら，とりあえず治療は始めないといけない場合などに役立ちます．

◆ 1 型の心事故は運動中，とくにマラソンや水泳など持続的な運動中に多く，β 遮断薬が有効です．2 型の心事故は情動ストレス（恐怖や驚愕），睡眠中の雑音（目覚まし時計など）による覚醒時などに多い特徴があり，1 型同様に β 遮断薬が第一選択薬です．一方，3 型の心事故は睡眠中や安静時に多く，メキシレチンが第一選択薬です．

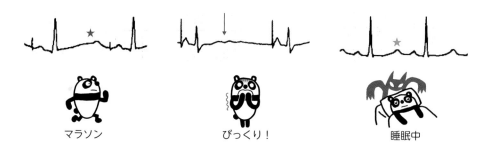

マラソン　　　　　びっくり！　　　　　睡眠中

◆ このように，先天性 QT 延長症候群の場合には，型によって心事故の出現状況や心電図の特徴が異なり，治療法も異なってくるので，心電図の特徴を知っておいて損はありません．

これくらい知っていればだいたい対応できます

- QT 延長をみたら，まず**二次性に QT 延長の原因になるもの**（▶ 75 頁）**がないか**を確認し，**家族歴も聴取して**先天性 QT 延長症候群の可能性を探ります．

- QT 時間が伸びているだけでは緊急の対応は必要ではありませんが，新しい薬を加えるなどをしたあとに T 波の波形が変化したり，異常に QT が延長した場合は注意が必要です．あなたが第一発見者かもしれません．担当医にそっと知らせてあげてください．QT 延長に**心室期外収縮が多発してきたときは迅速な対応が必要**です．

- 医師に伝えることは，「〜が原因で（先天性の）QT が延長している患者さんに PVC が多発しています」ということですが，その先には**多形性心室頻拍（Torsades de Pointes）になったら嫌だから**何とかしてよ，という思いが込められています．QT 延長の対応に慣れた医師ばかりではありませんから，困っていたら助け船をだしてあげてください．

  ① **モニター心電図を装着する**．カテーテル室に移動する可能性を見越して，モニター心電図は移動式が望ましい．心室細動への移行に備えて電気ショックを近くに用意しておく．

  ② **マグネシウムを 1 アンプルゆっくり静脈注射**．マグネシウムの静脈注射は**灼熱感が伴う**ため，先に伝えておく．怖がらせるのは禁物．

  ③ **低カリウム血症がないか**を確認．低カリウム血症があれば補正する．

  ④ **PVC が減らない**場合，キシロカイン® またはメキシチール®，ワソラン® などの抗不整脈薬を使ってみる．効果があった薬があれば，持続投与を検討する．アミオダロン® は QT を伸ばすので使わないこと．

  ⑤ **徐脈が悪影響**していると思われる場合は**一時ペーシングで心拍数を速めに保つ**．

  ⑥ 多形性心室頻拍による失神を繰り返す場合など，**手におえないと思ったら深鎮静**（挿管の上，呼吸管理が必要になります）．

- 患者さんが不安にならないように優しく声かけしてあげることをお忘れなく．

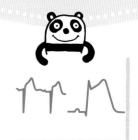

H なんか ST の形がヘン !?

1 ST 上昇（その 1）

◆ ここからは ST 部分の異常です．ここには心筋梗塞や狭心症が含まれますから，心臓病のメインといえるでしょう．

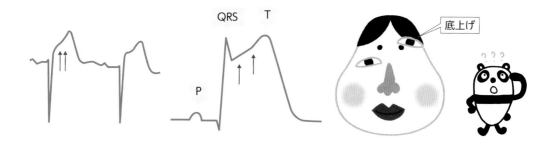

◆ 次の2つの心電図の ST 部分はどうなっていますか？

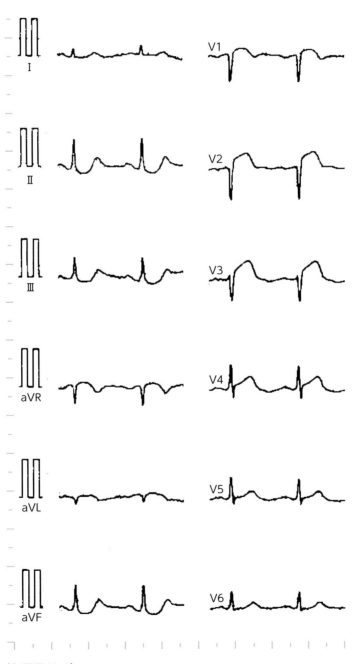

（心電図 H-1）

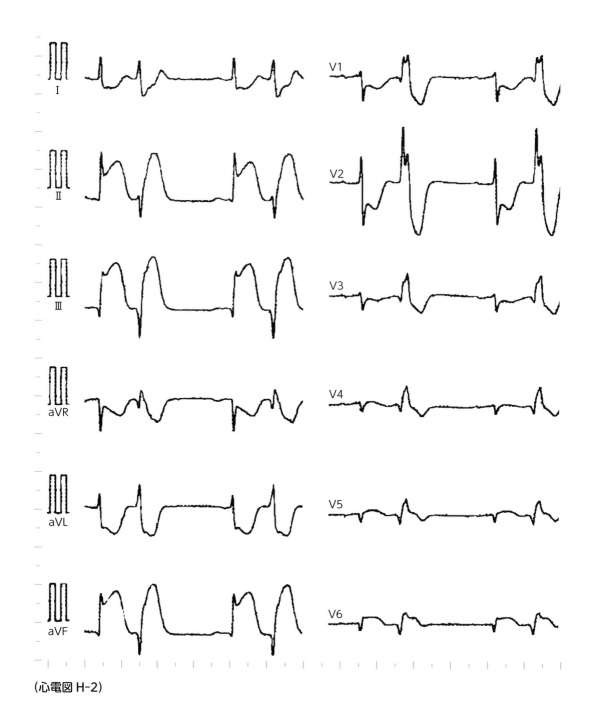

（心電図 H-2）

◆ ST 部分が基線からみて底上げの状態になっています．なんかヘンです….

- いずれも**急性心筋梗塞**（acute myocardial infarction：**AMI**）の心電図です.
- **1つ目（H-1）は前壁心筋梗塞の心電図**です. V1〜V3（V4）誘導にかけての ST 部分が基線より上昇（↓）しています.

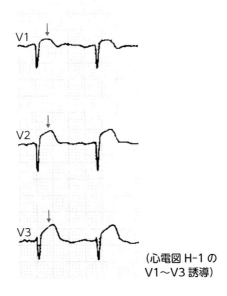

（心電図 H-1 の
V1〜V3 誘導）

- 一方，**2つ目（H-2）は下壁心筋梗塞の心電図**です. Ⅱ，Ⅲ，aVF 誘導の ST 部分が上昇しています.

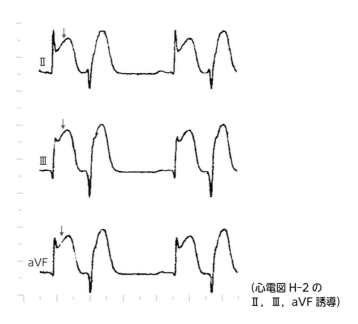

（心電図 H-2 の
Ⅱ，Ⅲ，aVF 誘導）

どう見極める？ ── 急性心筋梗塞のみつけかた

◆ P波の手前と次のP波の手前を結んだ線を**基線**と呼びます．いわば**心電図の高さの基準**です．ST部分はこの基線の高さで，上昇も低下もしていないのが正常です．

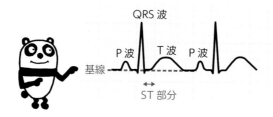

● どの誘導かで責任血管を予測できる

◆ 心筋梗塞の急性期はST部分が上昇しているのが特徴です．心電図変化から閉塞している冠動脈の場所を予測できる場合があります．心筋梗塞になると，障害された心筋の影響でST部分が上昇するのですが，障害された心筋の場所によって反映する誘導が異なるからです．

◆ 障害される心筋細胞のST部分と健常な細胞のST部分の差が心電図のST部分になります．障害された心筋細胞のST部分は低下するので，相対的に健常部のST部分のほうが高くなり，心筋梗塞では心電図のST部分は上昇すると考えられています．

◆ **V1～V4誘導にかけてのST上昇は前壁心筋梗塞で左前下降枝の閉塞を疑う，Ⅱ，Ⅲ，aVF誘導のST上昇は下壁心筋梗塞で右冠動脈の閉塞を疑う**，といった具合です．冠動脈にはもう1本，左回旋枝がありますが，左回旋枝の閉塞による後壁心筋梗塞は心電図変化が現れにくく，心電図による特定はむずかしいとされています．閉塞部位と心電図変化の一覧を示します．

部位	責任血管	心電図変化の現れる誘導
（左心室）前壁・中隔	左前下行枝	V1～V4誘導
（左心室）側壁	左前下行枝 または 左回旋枝	Ⅰ，aVL，V5～V6誘導
（左心室）後壁	左回旋枝	心電図に現れにくい
（左心室）下壁・中隔，右心室	右冠動脈	Ⅱ，Ⅲ，aVF誘導 V3R・V4R誘導

右心室　左心室

なお，右冠動脈は，房室結節や右心室も栄養しています．ですから，Ⅱ，Ⅲ，aVF 誘導のST 上昇をみたら，**房室ブロックの出現に注意が必要**ですし，右心室の心筋梗塞，右室梗塞を反映してST 部分が上昇しやすい右側胸部誘導であるV3R，V4R 誘導の心電図も併せて記録するようにします．

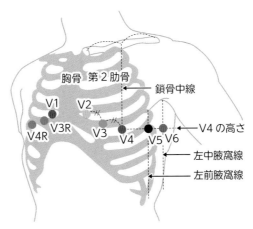

ふつう心筋梗塞といえば左心室の梗塞でポンプ不全のため利尿が重要です．

右室梗塞を合併しているときは肺に血液を送るため補液が重要で，肺に水がたまった状態の肺うっ血のときと反対です．そのため，右室梗塞の有無で治療方針が違ってくるわけです．

● ミラーイメージって何？

（**H-1**）の前壁心筋梗塞の心電図では，Ⅱ，Ⅲ，aVF 誘導の，（**H-2**）の下壁心筋梗塞の心電図ではⅠ，aVL 誘導，V1～V3 誘導のST 部分が低下しています．これは<u>ミラーイメージ</u>といって，ST 上昇の原因となる対側の心室壁を反映している誘導でST 部分が低下する現象です．

ミラーイメージを伴う場合は偽陽性の可能性が低くなるので，心筋梗塞の可能性が高くなります．ミラーイメージの誘導ではなく，ST 部分が上昇している誘導から閉塞部位を予想するようにしましょう．

● 心筋梗塞は上に凸が特徴

◆ なお，心筋梗塞のときに見られる ST 上昇は，上に凸の ST 上昇が特徴的といわれています．下に凸の ST 上昇は正常で起こりうる早期再分極などのことがありますから，鑑別が必要になります．早期再分極は，とくに若年者の胸部誘導で ST 部分が上昇している現象ですが，これは異常ではありません．

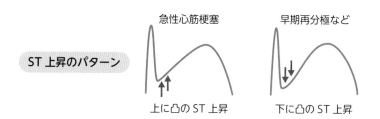

● 心室期外収縮もみつけられましたか？

◆ 復習になりますが，(H-2) の下壁心筋梗塞の心電図には心室期外収縮が見られます．洞調律の 1 拍目と 3 拍目に続いて **2 拍目と 4 拍目が心室期外収縮**（①）です．洞調律と交互に出現する，二段脈です．

◆ 心室期外収縮の波形はというと，**V1 誘導で M 型の右脚ブロックパターン**（②），**Ⅱ，Ⅲ，aVF 誘導で下向きの QRS 波**（③）ですから，電気は下から上に向かっている，もしこの心室期外収縮が左心室の下壁から出ているとすれば合致する形です．障害されている下壁から心室期外収縮が出ているんだろう，という想像がふくらみますね．

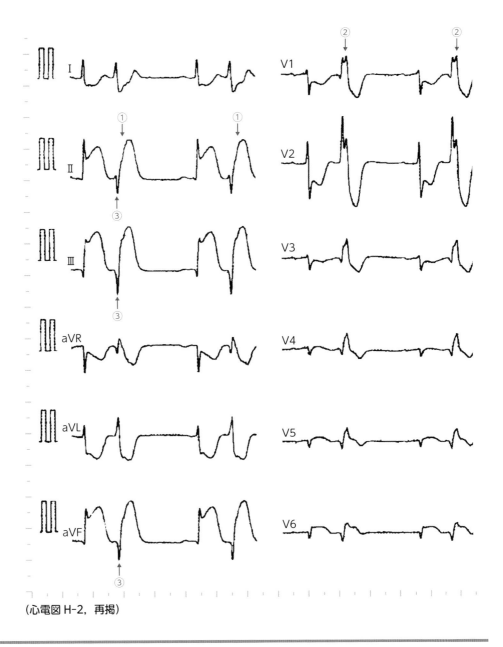

（心電図 H-2，再掲）

🐾 これくらい知っていればだいたい対応できます

- さて，急性心筋梗塞の治療はなんといっても**心臓カテーテル治療**です．腎機能が悪くて造影剤が使えないとか，超高齢など，よほどの理由がない限りはカテーテル治療を行います．
- 採血と同時にラインの確保，尿道カテーテルの留置，尾径部の剃毛 etc…．ヘパリンの静注や抗血栓薬の内服も必要ですね．同時進行でてんやわんやです．
- 急性心筋梗塞のカテーテル治療後にモニター心電図で監視するとすれば，注意すべきは

再梗塞の出現と不整脈です．心室頻拍，心室細動といった致死性不整脈はどの誘導でも発見できますから，ST 部分が上昇していた誘導に近い誘導をモニターしておきましょう．

- 治療後に心室期外収縮が頻発してくるのも変です．何か変わったことがあれば早めに報告するようにしましょう．

② 心筋梗塞の慢性期はどうなっている？

- 心筋梗塞の心電図は時間とともに変化してゆくので，その様子を少し紹介しておきます．
- 次の 1 つ目（H-3）の心電図が前壁心筋梗塞の慢性期，陳旧性心筋梗塞（old myocardial infarction：OMI）といわれるものです．2 つ目（H-4）が下壁心筋梗塞の慢性期です．陳旧性心筋梗塞をみたら心機能が悪くなっているかもしれません．心不全の出現に注意しましょう．

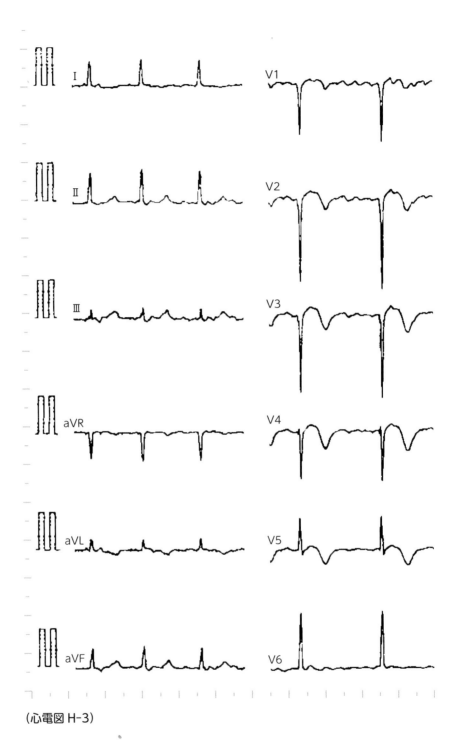

（心電図 H-3）

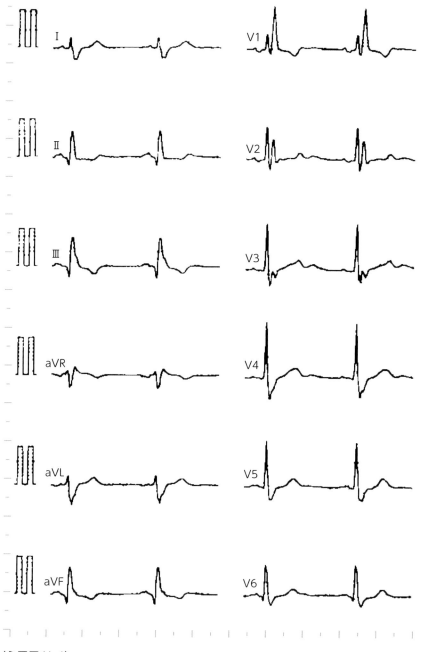

(心電図 H-4)

● どう見極める？──陳旧性心筋梗塞のみつけかた

- 心筋梗塞の急性期は ST 部分の上昇が特徴的でしたが，慢性期はこれらの誘導の R 波が減高します．ST 部分は基線に戻ってゆきます．
- （**H-3**）では V1〜V4 誘導まではあまり R 波が大きくならないで，**V5 誘導で急に R 波が大きくなっています**．本来なら R 波が徐々に大きくなるはずですから，これはおかしいですね．**poor R progression** と呼んでいますが，前壁心筋梗塞の慢性期によくみられます．
- ちなみに P 波がはっきりせず心拍がバラバラです．これは心房細動という不整脈ですが，あとで出てくるので今は気にしないでください．
- （**H-4**）は幅の広い QRS 波で，V1 誘導が rSR′ 型の右脚ブロックですが，これは心筋梗塞の影響かどうかはわかりません．
- それはさておき，Ⅱ，Ⅲ，aVF 誘導に**大きな下向きの Q 波**（①）がありますね．QRS 波の始めの下向きの波です．Q 波はあっても小さいのがふつうですから，このような大きな Q 波は異常です．**異常 Q 波**と呼ばれる陳旧性心筋梗塞の所見です．異常 Q 波の定義としては，Q 波の深さが R 波の 1/3 以上で，Q 波の幅が 0.04 秒，すなわち 1 目盛り以上のものとされています．

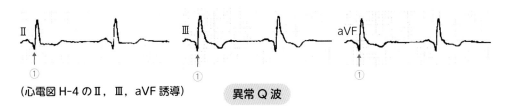

（心電図 H-4 のⅡ，Ⅲ，aVF 誘導）　　**異常 Q 波**

- さらにⅢ，aVF 誘導では，陰性 T 波がみられます．**冠性 T 波**（②）と呼ばれる陳旧性心筋梗塞の所見の 1 つです．左右対称の陰性 T 波ですが，消失してしまうこともあります．

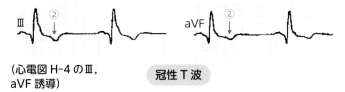

（心電図 H-4 のⅢ，
aVF 誘導）　　**冠性 T 波**

- poor R progression も異常 Q 波も冠性 T 波も，急性心筋梗塞のときに ST 上昇がみられる誘導に現れますので，心筋梗塞の部位の推測が可能です．一般的に前壁心筋梗塞は広範で心機能が低下していることも少なくありません．陳旧性心筋梗塞をみたら，心機能に注意です．

- 陳旧性心筋梗塞後に出現する心室頻拍などの**致死性不整脈は，たとえゆっくりでも，心機能が低下している場合は危険です**．モニター心電図で見逃さないようにしましょう．

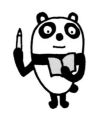

これわかる…?

◆ 次の心電図は **1つ目（H-5）が運動する前，2つ目（H-6）が運動した直後**に記録したものです．ST 部分はどう変化していますか？

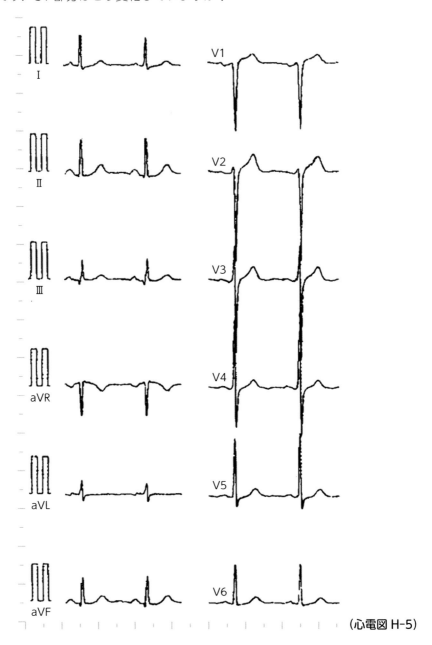

（心電図 H-5）

なんかヘン!?のセンスをみがく

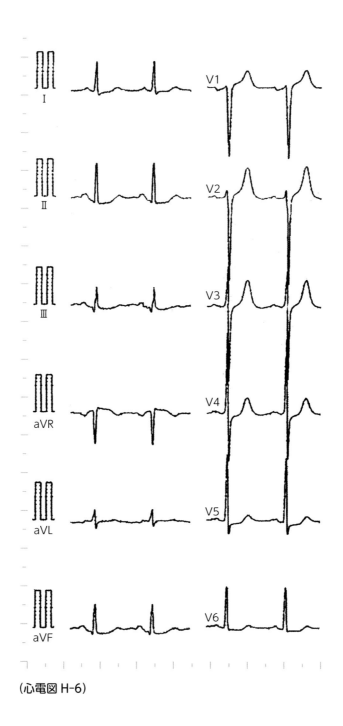

(心電図 H-6)

◈ **ST 部分が沈んでいる**ようにみえます．なんかヘンです…．その場合は，狭心症を疑います．

どう見極める？── ST 低下のみつけかた

- 運動前（**H-5**）は洞調律の普通の心電図で，ST 部分が基線の高さです．
- ところが，運動後（**H-6**）は洞調律でやや心拍数が速くなり，**V5～V6 誘導の ST 部分が低下**（↓）しています．ST 部分が基線より下がっている ST 低下は一過性の心筋虚血，<u>狭心症</u>（angina pectoris：**AP**）を示唆しています．しばらく休むと ST 低下は消失して，元の正常な心電図に戻るので，運動中もしくは運動した直後の心電図でないとわかりません．

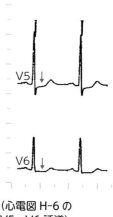

（心電図 H-6 の
V5～V6 誘導）

● どの誘導かで部位を予測できない

- 狭心症の ST 低下は心筋梗塞のときの ST 上昇と異なり，**心電図から部位は予測できない**とされています．広範に障害されて貫壁性に虚血状態に陥る心筋梗塞に対し，狭心症の虚血は限局的で非貫壁性だからです．V5～V6 誘導の ST 部分が低下したからといって，V5～V6 誘導に近い側壁の心筋虚血とはいえないということです．

● 下がり方にも注目

- ST 部分の低下のしかたは，下図のように**水平**（horizontal）または**下さがり**（sagging）が心筋虚血に特異的といわれています．**上あがり**（up sloping）の ST 低下は偽陽性も多いことから注意が必要です．

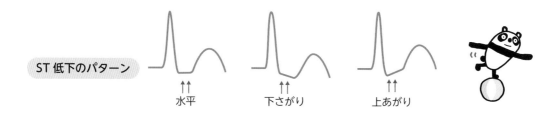

ST 低下のパターン ↑↑ 水平 ↑↑ 下さがり ↑↑ 上あがり

これくらい知っていればだいたい対応できます

- 心電図で狭心症を疑ったら，確証を得るよう努めます．心筋シンチグラムで虚血を証明するのも1つの手段ですし，冠動脈CTで冠動脈が細くなっているのを確認するのもよいでしょう．カテーテル検査，冠動脈造影はステント留置の治療にもつながりますね．

- 狭心症には**ニトログリセリン**という特効薬があります．発作が起きたら舌の裏に入れるあれです（舌下錠といいます）．ニトログリセリンなどの**硝酸薬は，血管を拡張する作用がある**ので，正常な血管を含めて血管が拡がります．狭心症で狭窄している血管を直接拡げることはできませんが，血管が拡がると心臓に戻ってくる血液の量が減り（前負荷が減る），血圧も下がります（後負荷が減る）．心臓の仕事量が減るので狭心症に効くのです．

- 狭心症に**β遮断薬**を用いることがありますが，β遮断薬は**心拍数が上がるのを抑えます**から，心臓の仕事量が減って狭心症に効果があります．抗血小板薬の内服も忘れないようにしましょう．

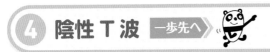

4 陰性T波 　一歩先へ

- Ⅰ，Ⅱ誘導，V4〜V6誘導に陰性T波があったら異常です．

- T波は陽性なのがふつうです．ですから，T波が陰性だと異常を疑って検査します．**陰性T波**は，心筋症や弁膜症などによる心臓の負荷を反映しているかもしれません．

- 心電図のむずかしいところは，正常でも陰性T波になることがある誘導がある，という点です．ここがむずかしくて心電図が嫌になった，という人もいるかもしれません．**正常バリアント**といわれますが，**Ⅲ，aVL，aVF誘導，V1〜V3誘導のT波は正常でも陰性T波を呈するはことがある**ので，私は逆にⅠ，Ⅱ誘導，V4〜V6誘導に陰性T波があったら絶対異常だと思って見ています．

これわかる…?

◆ 次の心電図は，健康な若年女性が健康診断で異常を指摘された心電図です．どこが異常でしょうか？

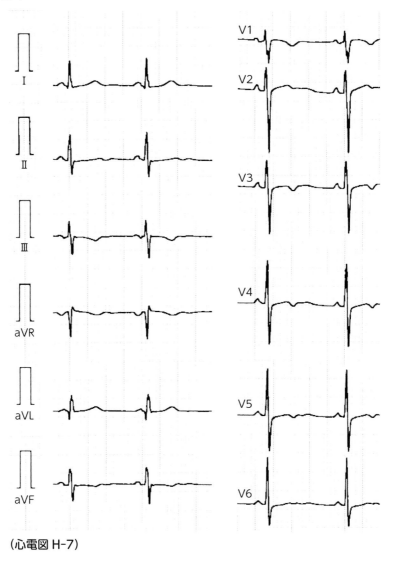

（心電図 H-7）

どう見極める？── 問題ある陰性 T 波のみつけかた

◆ Ⅲ，aVF 誘導，V3～V5 誘導に陰性 T 波，Ⅱ誘導と V6 誘導の T 波が平低です．

◆ 前に説明したように，Ⅲ，aVL，aVF 誘導，V1～V3 誘導は正常でも陰性 T 波がみられてもおかしくない誘導ですが，V4～V5 誘導の陰性 T 波，Ⅱ誘導と V6 誘導の平低 T 波

が説明できないので，心エコー検査と運動負荷検査を行いました．結果はともに異常ありませんでした．

◆ 心電図が異常だからといって必ずしも異常がみつかるとは限らない，これは心電図の限界だと思います．正常値というのは大多数の人がこの範囲に入る，いう基準にすぎません．

● これわかる…?

◆ 次の心電図も健康診断でT波の陰転化を指摘されました．

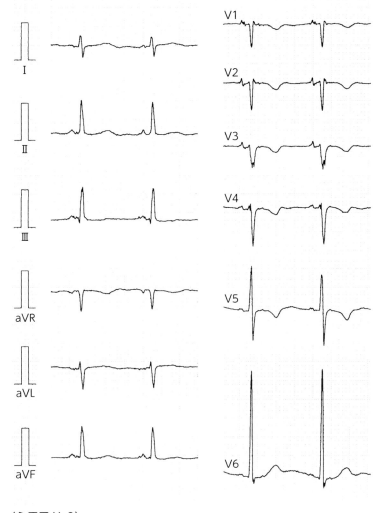

(心電図 H-8)

● やはり I，II 誘導，V4〜V6 誘導に陰性 T 波があったら異常

◆ III誘導に平低 T 波，V1〜V5 誘導に陰性 T 波を認めます．V4，V5 誘導の陰性 T 波は正常バリアントでは説明ができないので，心エコー検査を行ったところ右心房，右心室の拡大を指摘されました．後の検査で**不整脈原性右室心筋症（ARVC）**と診断されました．

◆ ARVC は右心室優位の心筋症です．ARVC では心外膜側の心筋が脂肪に置き換わっていくのが CT や MRI でわかります．

● QRS 後の小さなゆらぎは何？

◆ 心電図をよく見ると，QRS 幅が 110ms，V1 誘導が rSR′ 型の不完全右脚ブロックで，V1〜V2 誘導をみると，**QRS 波のあと，T 波との間に小さいゆらぎ（↓）**があります．一見するとノイズのようですが，これが ARVC で特徴的な **ε（イプシロン）波**です．右心室の遅れた興奮が QRS 波の外に飛び出して ε 波ができます．小さい電位をみるのに，加算平均心電図をとると QRS 波のあとに遅延電位として見えてきます．

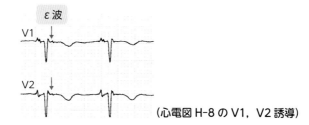

(心電図 H-8 の V1，V2 誘導)

これくらい知っていればだいたい対応できます

◆ ARVC は右心不全を呈するほかに，その名の通り致死性不整脈も引き起こします．致死性不整脈はアミオダロンなどの抗不整脈薬で予防するとともに，万が一に備えて植込み型除細動器（ICD）を植込むこともあります．

◆ モニター心電図では致死性不整脈の発見が大切です．

これわかる…?

◆ 次の心電図は心室細動を発症し，電気ショックで救命された患者さんのものです．

◆ V1 誘導をみると基線からみて ST 部分の底上げがみられます．…これも異常でしょうか？

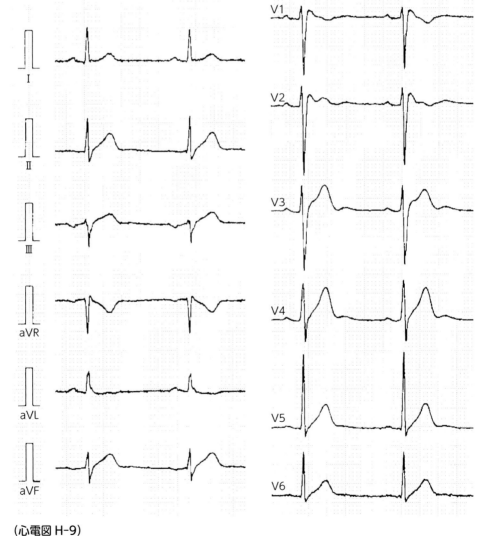

（心電図 H-9）

どう見極める？── Brugada 症候群のみつけかた

- V1 誘導の QRS 波が幅広く，rSR′ 型の右脚ブロックのようにみえますが，V6 誘導の QRS 幅は狭く右脚ブロックではなさそうです．

- とすると，不完全右脚ブロックに V1 誘導の ST 部分の上昇があって，ST 上昇が V1 誘導の陰性 T 波につながっている，とみることができます．この心電図は **Brugada（ブルガダ）症候群**の心電図です．とくに **Coved 型（入り江型）** と呼ばれるものです（これについては後述します）．

- Brugada 症候群は特徴的な心電図を呈し，**夜間・睡眠中に心室細動を起こす症候群**として報告されました．起こるのが心室細動ですから，その場で発見されなければ突然死してしまいます．しかも，心臓の異常を指摘されたことのない働き盛りの中年男性に多いというのですから大変です．東洋に多いとされ，日本ではぽっくり病と呼ばれる突然死の一因だろうと考えられています．

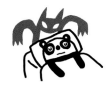

睡眠中

なんかヘン!? のセンスをみがく

これわかる…?

◈ 次の心電図をみてください.

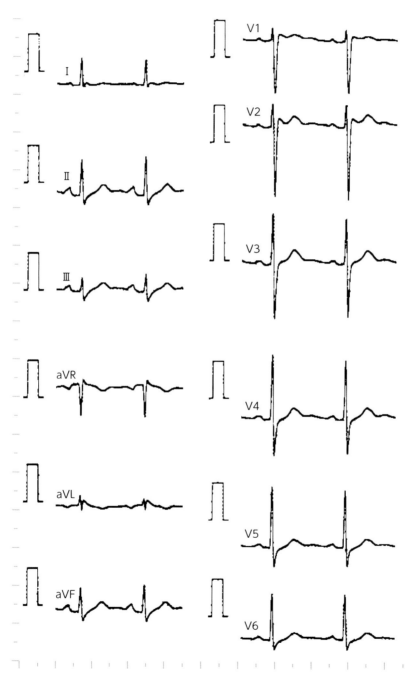

(心電図 H-10)

- 同じく，右脚ブロック様の心電図で，V1，V2誘導のST部分が上昇しています．102頁の心電図（H-9）とは異なり，V1誘導の陰性T波は認めません．V1，V2誘導の陰性T波は正常バリアントの可能性がありますが，ST上昇を伴うのは異常です．
- この心電図もBrugada症候群の心電図ですが，患者さん自身は無症状です．健康診断の心電図で異常を指摘され，心配になり受診されました．まだ何も起こっていませんから，症候群と呼ぶのは変かもしれません．
- この形の心電図を **Saddleback型（鞍背型）** と呼びます．Brugada型心電図は前述したCoved型（入り江型）とSaddleback型心電図に分けられます．

● Coved型（入り江型）とSaddleback型（鞍背型）の違い

- ST上昇の基準としては，**Coved型の場合は高いところで0.2 mV，Saddle back型では低いところで0.1 mV** とされています．

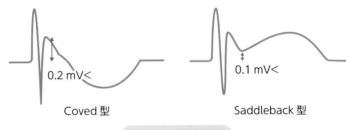

0.2 mV<　Coved型　　　0.1 mV<　Saddleback型

Brugada型心電図

- 最近の研究で，心室細動を発症してくる患者さん—つまり致命的なBrugada症候群—の多くは，Coved型の心電図を呈する症例であることがわかっています．
- また，Brugada症候群の心電図は日によって変化するといわれていますので，入院してモニター心電図をつけることがあるかもしれません．Ⅱ誘導ではBrugada症候群のST上昇がわからないことがおわかりいただけると思います．モニター心電図の目的が両型のST変化をみつけることならV1誘導に近似した誘導を選択しないといけないですし，致死性不整脈の発見だけが目的なら，通常のⅡ誘導でいいと思います．

● Coved型を顕在化させる裏ワザ

- Coved型がより病的意義が高いので，Coved型があればそれをとらえることが重要になりますが，薬を使ってST上昇を誘発するのではなく，自然な状態でCoved型になっているかがとくに重要です．
- そこで用いられるのが，次の心電図のように肋間を上げた心電図の記録です．**肋間を上げて心電図を記録すると，心電図異常が顕在化しやすい**といわれています．ここではV1〜V4誘導まで，それぞれ1肋間上，2肋間上で心電図を記録しています．Brugada症候群を疑った場合，1肋間上，2肋間上の心電図も記録しましょう．

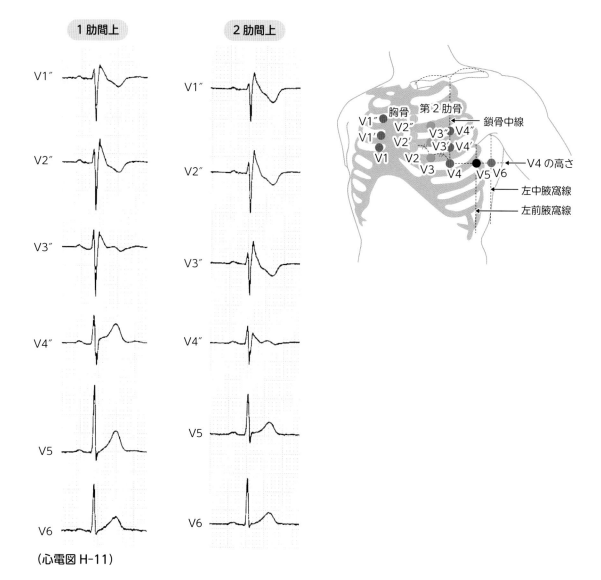

（心電図 H-11）

◆ 右側胸部誘導の ST 上昇は右脚ブロックをみているのではないか，と思われるかもしれ
　ませんが，図のように，V5, V6 誘導の QRS 波の終末部と比べてみると違いがよくわ
　かります．

◆ Brugada 症候群の ST 上昇は V5, V6 誘導の QRS 波のあとにありますが，右脚ブロッ
　クの場合は V5, V6 誘導の QRS 波の S 波と同じタイミングです．

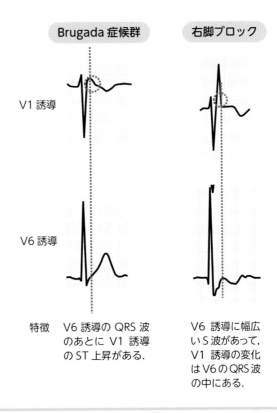

	Brugada 症候群	右脚ブロック
V1 誘導		
V6 誘導		
特徴	V6 誘導の QRS 波のあとに V1 誘導の ST 上昇がある.	V6 誘導に幅広い S 波があって,V1 誘導の変化はV6のQRS波の中にある.

これくらい知っていればだいたい対応できます

⬥ Brugada 症候群の治療はどうでしょうか. 心室細動をすでに発症したことがある場合は迷うことはありません. 植込み型除細動器（ICD）で次の心室細動に備えます. こういった ICD の用いられ方を**二次予防の ICD 植込み**と呼んでいます. 薬を併用することはありますが, 突然死を予防するためにまず ICD ありきです.

● 無症状のときは心電図などで危険性を評価する

⬥ 悩ましいのは Brugada 型心電図を指摘されたが, 本人は無症状の場合です. 心室細動を起こす危険性が高いと判断されれば ICD が推奨されますが, ICD は侵襲的な高額治療ですから, 慎重に判断する必要があります. このように, 起こしたことのない不整脈による突然死予防のための ICD の用いられ方を**一次予防の ICD 植込み**と呼びます.

⬥ 心室細動を起こす危険性を評価するのに, 前述のように Coved 型の心電図をとらえるのも重要ですし, 突然死の家族歴の有無を知るのも重要です. Brugada 症候群は一部遺伝性が指摘されているからです. また, 判断に迷うケースでは不整脈のカテーテル検査, 電気生理学的検査（EPS）で心室細動の起こりやすさを評価することがあります.

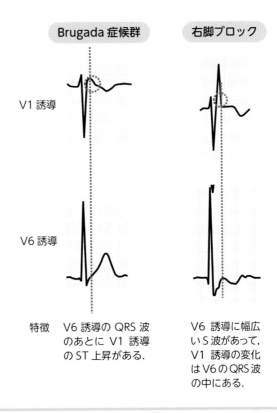

I なんか山が高い!?
——R波の異常

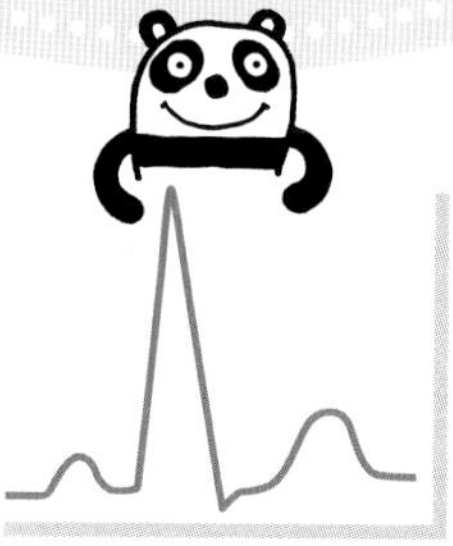

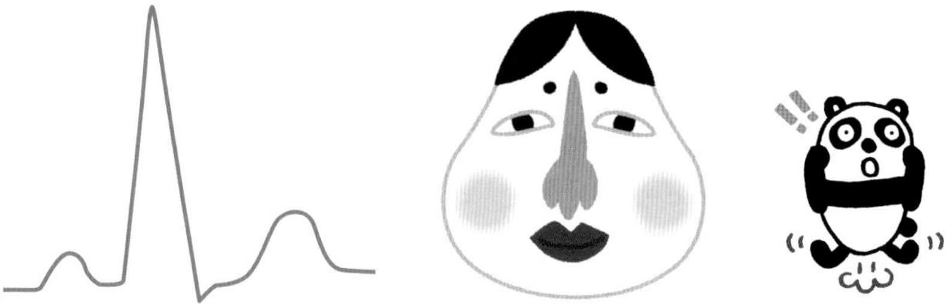

◆ R 波の山が高く伸びてなんかヘン!? と思ったら，壁が厚いことを疑います．

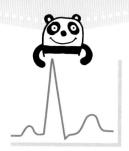

これわかる…?

◆ この心電図を見てください.

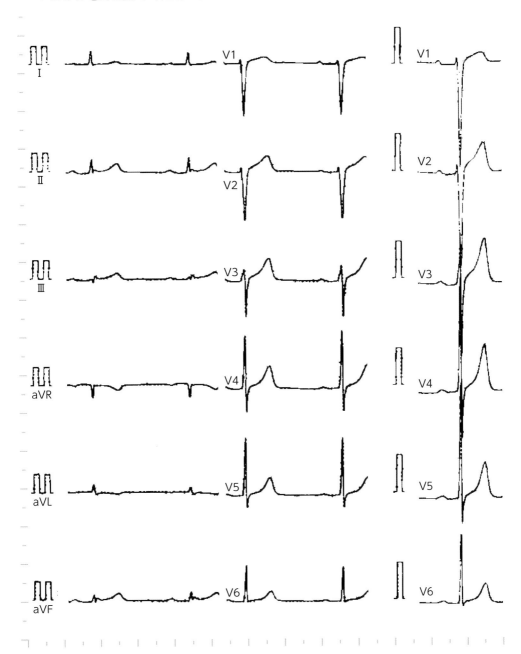

（心電図 I-1）

どう見極める？──R 波異常のみつけかた

◈ この心電図は高血圧の患者さんの心電図です．

◈ **1 mVを示すマーカーが小さい**ことに気づいてくれましたでしょうか．普通に 1 mV＝1 cm で記録すると右端の心電図のように QRS 波が重なってしまったので，**1mV＝5mm で記録**しています．

◈ 異常に波が大きいことを**高振幅**とか**高電位**と呼びますが，異常に大きいと判断する基準は，1 mV＝1 cm の標準の記録で V1 誘導の S 波の深さと V5（または V6）誘導の R 波の高さの和が 40 mm を超える（$S_{V1} + R_{V5（またはV6）} > 40mm$）です．このように心肥大を反映して振幅が大きくなります．

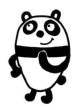

◆ 次は**肥大型心筋症**の患者さんの心電図です．高血圧とともに心肥大をきたす疾患の代表です．

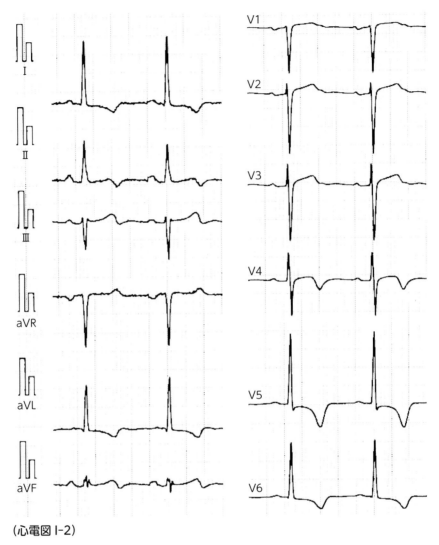

（心電図 I-2）

◆ 胸部誘導は同じように 1 mV＝5 mm で記録していますが，振幅が 2 倍あるとして計算すると，$S_{V1}+R_{V5}$＝62 mm になりますから，**異常な高電位**です．

◆ I，II，aVL，aVF 誘導，V4〜V6 誘導で T 波が陰性です．V5，V6 誘導では ST 部分も低下しています

◆ 高振幅というだけでも ST 部分が低下して，T 波が陰性になることがあります．**高振幅によるST変化をストレインといいます．**

◆ 高振幅，左脚ブロック，心室ペーシングは ST 部分，T 波が評価できない心電図の代表的なものです．

これくらい知っていればだいたい対応できます

- 肥大型心筋症で**もっとも怖いのは突然死**です．致死性不整脈のリスクを評価し，必要があれば植込み型除細動器（ICD）で万が一に備えます．

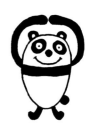

J これ何 !?

① ペースメーカ心電図（心室ペーシング） 一歩先へ 〉〉

これわかる…?

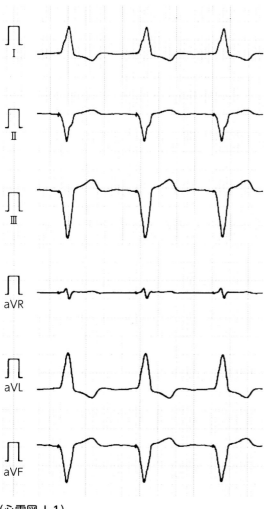
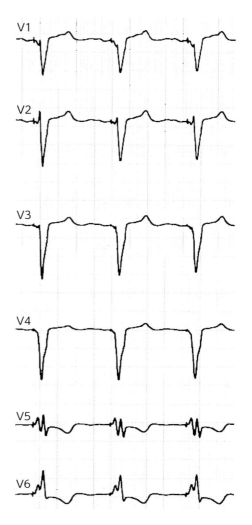

（心電図 J-1）

● 少しギザっとしているのは何？

◆ この心電図であれっと思うことはありませんか．そう，**QRS 波の前にスパイクがあり**ます．**これはペースメーカ心電図の特徴**です．

◆ 1 mV を示すマーカーが 5 mm になっているのは高振幅のときと同じです．普通の大きさで記録すると波が重なってしまったのでしょう．

◆ また，P 波がはっきりしませんが，これはあとで説明する心房細動が背景にあるためと思われます．

● 心房ペーシングと心室ペーシング

◆ 77 頁の QT 延長症候群のところで心房ペーシングが出てきましたが，あのときは**スパイクに続いて P 波が現れるので心房ペーシング**でしたが，この心電図では**スパイクの後にQRS 波がありますから，心室ペーシング**です．心房ペーシングと心室ペーシングの違いを図にまとめました．

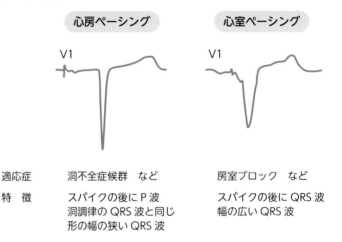

	心房ペーシング	心室ペーシング
適応症	洞不全症候群　など	房室ブロック　など
特　徴	スパイクの後に P 波 洞調律の QRS 波と同じ 形の幅の狭い QRS 波	スパイクの後に QRS 波 幅の広い QRS 波

● リードの留置場所によって QRS 波の形も変わる

◆ ここで QRS 波の形を考えてみたいと思います．ペースメーカが一定のリズムで働いていて，心室の興奮は心室リードの先端から広がっているはずです．**ペースメーカの心室リードは右心室の中，通常は先端近くの心尖部に留置されます**．そこから心室全体に電気が広がるのですから，QRS の波形は幅広の左脚ブロック型，心臓の下のほうから上に向かうことになります．

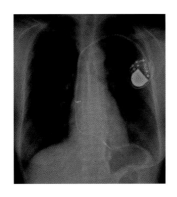
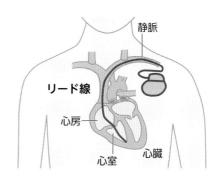

静脈

リード線

心房

心室 心臓

ペースメーカ植込み後の胸部 X 線写真

ペースメーカ本体は左鎖骨下の皮下に植込まれ，2 本のリードが左鎖骨下静脈から，心房リードは右心房の右心耳に，心室リードは右心室の心尖部に，それぞれ留置されている．

◆ この心電図は V6 誘導で幅の広い R 波ですから，左脚ブロックに合致，Ⅱ，Ⅲ，aVF 誘導で下向きの QRS 波ですから，電気は下から上に向かっている．合っていますね．

◆ 通常は心室ペーシングの QRS 波はこの形になりますが，リードの留置部位は心尖部とは限りません．**リードの留置部位によって QRS 波の形も変わってきます**．

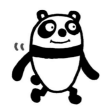

K V1 が上向き!?

1 肺高血圧 一歩先へ

これわかる…?

◈ 次の心電図はどうでしょうか?

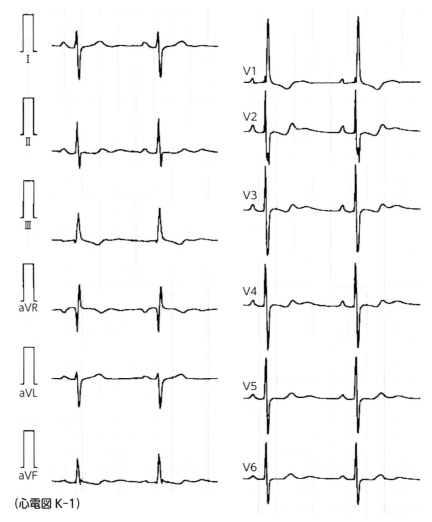

（心電図 K-1）

波形を分析する

- この心電図の胸部誘導はこれまでの心電図と異なりますね．**V1 誘導は**，ふつうは小さい R 波と大きい S 波で QRS 波全体としては下向きですが，**この心電図は上向きです**．
- 普通の反時計回転なら V1〜6 誘導すべて上向きですが，この心電図は **V4〜V6 誘導の下向きの S 波が目立ちます**．強いて言えば移行帯は V5 あたりでしょうか．変わった心電図です．
- 四肢誘導をみてみると，Ⅰ誘導の QRS 波が陰性ですから右軸偏位です（▶ 32 頁）.

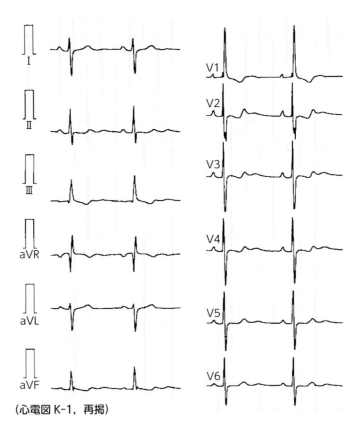

（心電図 K-1，再掲）

心室中隔欠損症の肺高血圧症

◆ これは**心室中隔欠損**があって著明な**肺高血圧**（pulmonary hypertention：**PH**）を呈している患者さんの心電図です．心室中隔欠損や心房中隔欠損は肺高血圧になる代表的な疾患です．**右心室が肥大して電位が大きくなる**ので，普段左心室に隠れて見えないものが見えてきます．V1 誘導で陽性，V5，V6 誘導，Ⅰ誘導で陰性になる右心室の QRS波が加わっているとすると，心電図異常が説明できるでしょうか．

◆ このように，肺高血圧では V1 誘導の高い上向きの R 波，V5，V6 誘導の深い下向きのS 波，Ⅰ誘導が下向きの右軸偏位が特徴的です．

◆ 肺高血圧は**喀血**の原因となる致命的な病気です．モニター心電図では致死性不整脈の出現に気をつけましょう．

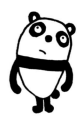

第3章

これだけは
押さえておきたい！
不整脈

Ⓐ これは見逃せない！心室の不整脈 超重要!!

◆ ここからは不整脈の心電図です.

◆ 房室ブロックや洞不全症候群も不整脈ですが, **不整脈の診断の中心になるのは, P波の有無とQRS幅です**から, 不整脈のモニターはⅡ誘導で問題ありません. 心電図モニターの目的が特殊な場合で指示があれば, それに従ってください.

◆ 不整脈の中には緊急の対応を要するものが含まれていることに注意が必要です. 余裕があれば12誘導心電図を記録しましょう.

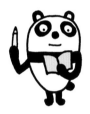

◆ まずはあぶない不整脈からです.

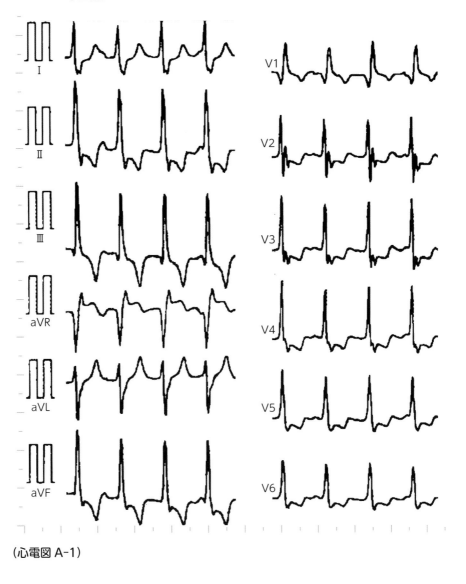

（心電図 A-1）

◆ この心電図を見かけたら急いで対応が必要です. **心室頻拍**(ventricular tachycardia: **VT**) です.

◆ 心室頻拍は**たとえ病院到着時に意識があっても，いつ意識を失うかわかりません**. 意識を失う**心室頻拍はすぐに電気ショックで止める必要があります**から，近くに除細動器を用意しておく必要があります.

どう見極める？—— 心室頻拍のみつけかた

◆ パッと見てわかる心室頻拍の特徴は，**幅の広い QRS 波**です．心室のある箇所から電気が広がるので，右脚・左脚を通らないため幅の広い QRS 波になります．

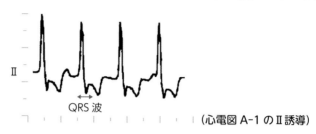

(心電図 A-1 の II 誘導)

◆ この頻拍中も意識があって，近くに除細動器も準備できて，少し余裕がもてたら，次に考えるのは本当に心室頻拍か，ということです．

◆ ここで 12 誘導心電図の出番です．QRS 波の幅が広いだけでは心室頻拍とは限りません．前述の右脚ブロックや左脚ブロックでも幅の広い QRS 波になるからです．では何がわかれば心室頻拍といえるでしょう．

◆ 手っ取り早いのは**心房と心室がバラバラに興奮している，心電図でみれば P 波と QRS 波が独立している**ことを示すことです．この現象を**房室解離**といいます．

◆ この心電図は QRS 波が 125/ 分で出現していますが，よく見ると小さいノッチ（↓）があります．これが P 波で，P 波の間隔は 58/ 分です．

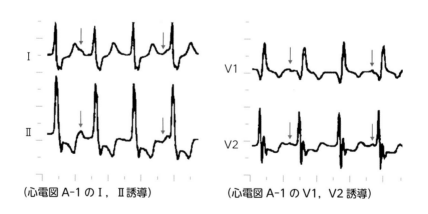

(心電図 A-1 の I，II 誘導)　　　　(心電図 A-1 の V1，V2 誘導)

◆ このように P 波と QRS 波が独立していることを示すのも心室頻拍であることを証明する 1 つの方法ですし，幅広の QRS 波に混じってタイミングの異なる幅の狭い QRS 波が混じっているのも心室頻拍の証明になります．これは**心房興奮の心室捕捉**です．

これくらい知っていればだいたい対応できます

◆ 心室頻拍の緊急性は症例によってさまざまです．ゆっくりした心室頻拍だからといって油断はできません．**心電図では緊急性はわからない**ので，最悪の事態を想定して行動します．

◆ とにかく**幅の広い QRS 波の頻拍を見たら，心室頻拍の診断に自信がなくても心室頻拍と思って対応すること**です．あとから心室頻拍ではなかったとわかってもかまいません．

◆ 心室頻拍の診断ができ，もしこの患者さんが，意識がないまたは意識がもうろうとしていたら迷わず電気ショックですが，余裕があったら 12 誘導心電図をとっておいて，薬を試します．

◆ リドカイン（キシロカイン®）はよく使う抗不整脈薬ですし，アミオダロン（アンカロン®）やニフェカラント（シンビット®）も心室頻拍に使われる抗不整脈薬です．

◆ これらの抗不整脈薬が無効で意識があるときは，そのまま電気ショックはできませんから，一時的な静脈麻酔薬チオペンタール（ラボナール®）などで眠らせて電気ショックで停止させます．

◆ 心室頻拍がすぐ自然に停止するときは**非持続性心室頻拍**，30 秒以上持続するときを**持続性心室頻拍**といいますが，正常な心臓が心室頻拍を起こすことはまずありませんから，原因となった心臓の異常を検索し，それに応じて治療をすすめます．

◆ 心機能が低下している場合の心室頻拍は突然死につながりますから，植込み型除細動器（ICD）で突然死を予防します．

B あわてず対応しよう! 心房の不整脈 重要!

① 心房細動

◆ いちばんよく遭遇する不整脈は心房細動です.

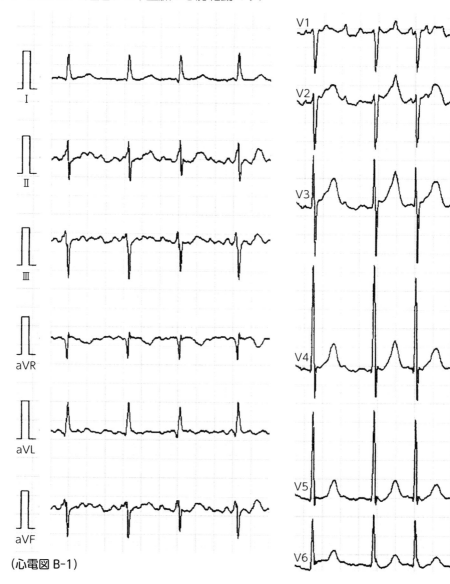

（心電図 B-1）

● どう見極める？── 心房細動のみつけかた

◆ QRS 波の間隔がばらばらで頻脈ですが，QRS 波の形は幅の狭い，洞調律の QRS 波と同じ形です．そして P 波がはっきりしません.

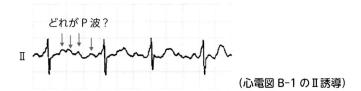

（心電図 B-1 のII誘導）

◆ これは**心房細動**（atrial fibrillation：**AF**）です．下図のように，心房細動は心房が無秩序に 1 分間に何百回も興奮する不整脈です.

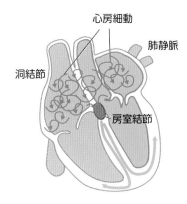

◆ その心房の興奮がときどき房室結節を通って心室に降りてくるので，**脈はばらばらで頻脈**になるのがふつうです．房室結節を通るということは，心室の電気の広がりは正常ですから，QRS 波は幅の狭い正常な形です．P 波はなく，絶えず心電図が揺れているように細かい波が見えます．「**基線が揺れている**」と表現されます.

これくらい知っていればだいたい対応できます

◆ 心房細動は緊急外来でいちばんよく遭遇する不整脈ではないでしょうか. 頻脈で動悸が強いのでびっくりして受診しますが, 心房の不整脈ですから突然死するような怖い不整脈ではありません. 落ち着いて対応しましょう.

1）まずは心拍数を抑える

◆ 心房の異常な興奮が房室結節を通して心室に伝わってきますから, 房室結節の緩衝材としての働きを強くしてあげます. **心房細動は心拍数が150/分以上になることもめずらしくありませんが**, 房室結節をベラパミル（ワソラン®）やβ遮断薬で抑えることで**心拍数を100/分以下**にしてあげると, 症状はだいぶましになります. これは, 心房細動はそのままにして, 心拍数を調整してあげる**レートコントロール**（rate control）といわれる治療です.

◆ 心房細動そのものを止めてあげるのが**リズムコントロール**（rhythm control）といわれる治療です. 電気ショックで洞調律に戻すのも1つですし, 抗不整脈薬（シベノール®やリスモダン®, サンリズム®やタンボコール®など）も1つの方法です.

◆ 心房細動は不整脈としては怖くないのですが, 注意すべきことがあります. 心房が異常に速く興奮するので, 実際には**心房が痙攣した状態**です. 痙攣した心房に血液がよどんで血栓をつくり, これがとんでゆくと脳梗塞や心筋梗塞を引き起こしかねないのです. 心房細動はプロ野球読売巨人軍の長嶋元監督が脳梗塞を起こした原因としても有名ですね.

◆ **血栓がとんでゆくきっかけになるのが, 心房細動の停止**です. 洞調律に戻って心房が収縮するようになるのが, 血栓をとばす1つのきっかけになります. ですから, 電気ショックにせよ抗不整脈薬にせよ, リズムコントロールの前に血栓をつくらないことが重要です.

2）抗血栓薬で血をサラサラにする

◆ 心房細動のときに血栓をつくらないようにするのが血をサラサラにする薬, 抗血栓薬（抗凝固薬）です. 以前はワルファリン（ワーファリン®）しかありませんでしたが, 今はいくつも抗血栓薬（プラザキサ®やエリキュース®など）が発売されています.

◆ 心房細動にはずっと心房細動が続いている**慢性心房細動**と, 起こっても自然に停止する**発作性心房細動**がありますが, 発作性心房細動でも血栓をつくって脳梗塞などを起こす危険がありますから, **心房細動をみたら, まず抗血栓薬です**. これは必須の治療です. 安易に心房細動を止めるのは危険です.

3）経食道心エコー検査で心房に血栓がないかを確認する

◆ 心房細動発症から 48 時間以内なら血栓のリスクは少ないといわれますが，血栓がない
ことを保証するものではありません．リズムコントロールをするなら，経食道心エコー
で心房に血栓がないかを確認したほうが無難です．左心房は胸壁からもっとも遠い位置
にあるので，簡単に経胸壁心エコーで確認する，というわけにいかないのです．血栓の
有無の確認には経食道心エコーが必要になります．

4）カテーテルアブレーション

◆ 最近注目を集めているのが，心房細動のカテーテル治療，**カテーテルアブレーション**で
す．以前は，心房細動は一定の回路がないのでカテーテルでは治せない不整脈，と考え
られていましたが，**心房細動のきっかけになる心房期外収縮が肺静脈からでることが多
い**ことがわかり，カテーテルで治療できるようになりました．

◆ 肺静脈は肺から左心房に還ってくる 4 本の静脈です．ここからの電気刺激が左心房に伝
わらないようにすればよいのですから，下図のように右の肺静脈 2 本をまとめて，左の
肺静脈 2 本をまとめて，左心房から隔離するように熱を加えるカテーテルアブレーショ
ンが主として行われています．

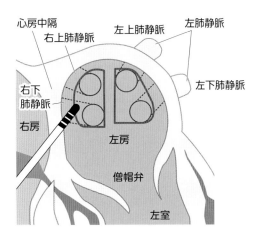

◆ 心房細動のカテーテルは左心房の治療ですから，右心房から左心房へ心房中隔に穴をあ
けてカテーテルを通す必要があります．左心房の中に血栓があったら大変です．血をサ
ラサラにしておくことも必要です．

◆ また，心房細動のカテーテルアブレーションはピンポイントで治療できるものではなく，
点と点で線を描くような治療です．技術を要するむずかしい治療ですし，再発が多いの
も事実です．カテーテル治療は必須の治療ではありませんから，心臓穿孔，脳梗塞，再
発などのリスクと，カテーテル治療のメリットを天秤にかけて，治療方針を決める必要
があります．

◆ 次の不整脈は，心房粗動（通常型）です．

◆ 動悸を訴え受診し，頻脈だったのでベラパミル（ワソラン®）で脈拍数が安定したところです．

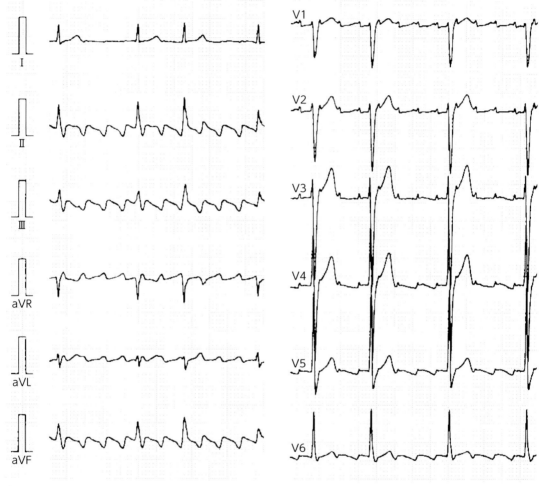

（心電図 B-2）

どう見極める？ ── 心房粗動のみつけかた

◆ **心電図がギザギザ**していますよね．このギザギザの１つ１つが心房の興奮を表すＰ波です．のこぎりの歯のように見えるので**鋸歯状波**といいます．心房細動と同じでQRS波の形は幅の狭い，洞調律のQRS波と同じ形です．これが**心房粗動**（atrial flutter：**AFL**）です．

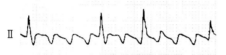

Ⅱ

（心電図 B-2 のⅡ誘導）

◆ 心房粗動は**三尖弁の周りを右心室の側からみて反時計方向に電気がまわる**不整脈です．

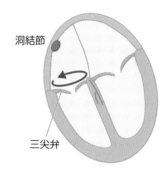

洞結節

三尖弁

◆ Ⅱ，Ⅲ，aVF誘導で陰性の鋸歯状波がみえますが，心房粗動は電気が１分間に約300回三尖弁のまわりをまわりますので，**ギザギザの１つの波が１マスくらいになります**．

◆ ちなみに，心房粗動のＰ波はV1誘導で陽性，V6誘導で陰性です．**心電図が基線になる時間がほとんどないことも心房粗動の特徴です**．

これだけは押さえておきたい！不整脈

これくらい知っていればだいたい対応できます

◆ 心房粗動も怖い不整脈ではありません．房室結節の緩衝材としての働きを強くして心拍数を調整することができます．心房粗動を止める方法も心房細動と同じです．電気ショックや抗不整脈薬（シベノール®やリスモダン®，サンリズム®やタンボコール®など）です．

◆ 脳梗塞に注意が必要なのも心房細動と同じで，血をサラサラにする薬（抗血栓薬）を飲むこと，心房粗動を止めるなら経食道心エコーを見たほうがよいことも心房細動と同じです．

◆ 心房粗動は三尖弁のまわりに一定の電気の通る回路があることがわかっていたので，古くからカテーテルアブレーションが積極的に行われてきました．三尖弁と下大静脈の間（isthmus；イスムス＝峡部と呼ばれます）に熱を加えます．心房細動のカテーテル治療と異なり，右心房だけで治療ができますので，カテーテルが心房中隔を貫く必要がありません．カテーテル治療に伴う心穿孔や脳梗塞の危険性が大幅に減少しますし，治療する場所が少ないので再発も少なくなります．

◆ 心房に原因のある，一定のリズムのある不整脈を心房頻拍といいます．心房粗動は三尖弁のまわりを電気がまわる心房頻拍の1つですから，心房粗動かどうか自信がなくても心房頻拍といっておけば間違いありません．

③ 発作性上室性頻拍

◆ さて，こちらの心電図はどうでしょうか？

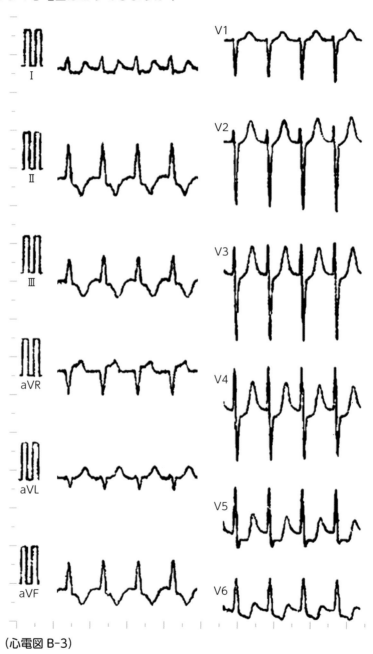

（心電図 B-3）

どう見極める？── 発作性上室性頻拍のみつけかた

◆ この頻拍も幅の狭い QRS 波をしていますから，房室結節を通って右脚・左脚に電気が流れていることがわかります．

◆ P 波ははっきりしませんが，よく見ると T 波の前の部分に**不自然なノッチ（↓）**があるので，ここに **P 波が隠れている**と予想されます．

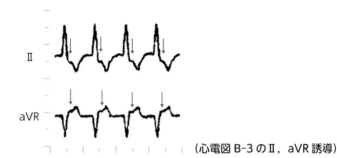

（心電図 B-3 のⅡ，aVR 誘導）

◆ この心電図は**発作性上室性頻拍**（paroxysmal supra-ventricular tachycardia：**PSVT**）の心電図です．PSVT は幅の狭い QRS 波で一定のリズムになる不整脈の代表です．

◆ 若い元気な人に起きる不整脈という印象があるかもしれません．失神するような怖い不整脈ではありませんから，落ち着いて対応しましょう．

これくらい知っていればだいたい対応できます

◆ さて，PSVT に使うのが**アデノシン三リン酸二ナトリウム水和物**（アデホス®）です．一過性に房室結節を抑えて完全房室ブロックをつくる作用があります．房室結節は PSVT の回路に含まれていますから，PSVT を停止させる効果があります．成人で 20 mg くらいを静注するのですが，**アデホス®には同じ 2 mL で 10 mg，20 mg，40 mg と3 つの異なった注射剤があるので間違わないように気をつけてください**．

◆ 効果はおだやかですが，同じく房室結節を抑える薬がベラパミル（ワソラン®）です．ワソラン®をゆっくり静注または点滴すると PSVT が停止することがあります．患者さんによってはアデホス®は苦しい，とワソラン®を初めに希望されるかもしれません．

◆ PSVT の回路をカテーテルアブレーションで離断してやれば，発作の心配はなくなり薬を内服する必要もありません．PSVT のカテーテルアブレーションは成功率が高く、合併症もほとんどないので積極的に行われています．

発作性上室性頻拍を区別する —— AVRT と AVNRT

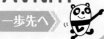

◆ 実はこの PSVT，2 つのタイプに分けられます．1 つが**房室回帰性頻拍**（atrio-ventricular reentrant tachycardia：**AVRT**），もう 1 つが**房室結節回帰性頻拍**（AV nodal RT：**AVNRT**）です．131 頁の心電図は AVRT です．

● 房室回帰性頻拍（AVRT）

◆ AVRT は前述の WPW 症候群が不整脈を起こしたときの形です．**WPW 症候群**は房室結節以外に心房と心室の間に電気を通す**副伝導路**と呼ばれる通り道が存在する病気です．普段は房室結節より速く心房から心室へ電気を伝えるので，PQ 時間が短縮し，Δ（デルタ）波が現れるので，幅の広い QRS 波になることを説明しました．

◆ この WPW 症候群が PSVT を起こすときは，下の図のように，房室結節が心房から心室へ電気を伝え，副伝導路が心室から心房に電気を伝えて，この 2 つを使って電気がぐるぐるまわる，大きめの回路ができています．

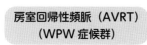

房室回帰性頻脈（AVRT）
（WPW 症候群）

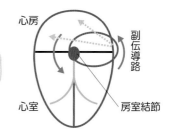

◆ 心室には房室結節から右脚・左脚を通って電気が流れるので，幅の狭い QRS 波になるのも説明できます．**WPW 症候群は不整脈発作のないときは幅広の QRS 波，不整脈発作が起きたら幅の狭い QRS 波**です．

◆ 副伝導路を介した PSVT は学童期から発症することが多く，患者さんによっては息をこらえたら止まる，など自分なりの止め方をもっていたりします．

● 房室結節回帰性頻拍（AVNRT）

◆ もう 1 つの PSVT である AVNRT は，房室結節に 2 本の電気の流れ道が存在し（房室結節の二重伝導路といいます），ふだんは気づかれないのですが，PSVT を起こすときは 1 本が心室から心房へ電気を伝えて，次頁の図のように房室結節に小さい回路ができあがります．

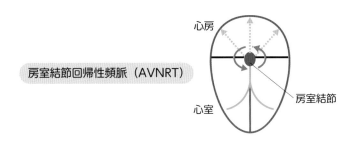

房室結節回帰性頻脈（AVNRT）

- AVRT 同様，心室には房室結節から右脚・左脚を通って電気が流れるので，幅の狭い QRS 波になります．
- **AVNRT の PSVT は中年以降の発症が多くなります**．房室結節に 2 本の通り道があるのは生まれもったもののはずですが，AVNRT の発症には房室結節の加齢による変化も関係しているので，中年以降の発症が多くなります．また，AVNRT はなぜか女性に多い病気なので，**典型的なのは中年女性**です．
- それでは AVNRT の心電図を見てください．

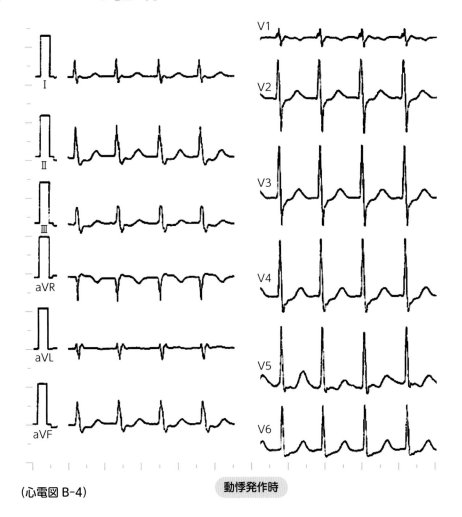

（心電図 B-4）　　　　　　　　　　　　動悸発作時

どう見極める？ —— AVRT と AVNRT の見分けかた

◆ AVRT と AVNRT を心電図だけで完全に言い当てるのは無理がありますが，それでもやはり両者には違いがあります．

◆ AVRT も AVNRT も電気が回路を 1 回まわるごとに心房も心室も 1 回ずつ興奮しますが，AVRT では心室が興奮し始めてから心房が興奮を始めるので，心室と心房の興奮のタイミングには少しの時間差があります．**AVRT の心電図（B-3）では T 波に重なった P 波が見える**というのはこういう理由からです．

◆ それでは AVNRT の心電図（B-4）はどうでしょう．AVNRT では房室結節から上にも下にも電気が流れ心房と心室がほぼ同時に興奮します．AVRT と同じように幅の狭い QRS 波の頻拍ですが，**P 波がはっきりしません**．こんなときは頻拍中と洞調律のときの QRS 波を比べてみると違いがよくわかります．

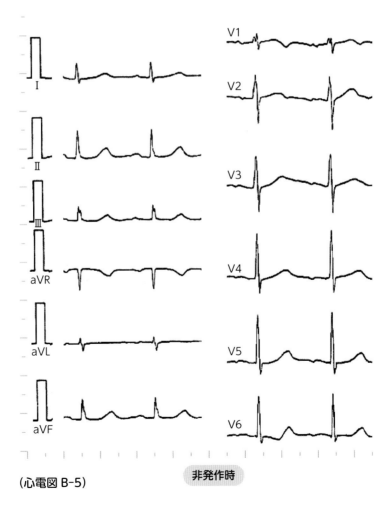

（心電図 B-5）

非発作時

◆（B-5）は発作がおさまって（PVST 停止）**洞調律に戻ったあとの心電図**です．発作時の心電図（**B-4**）と比べると，（**B-4**）にのみ V1 誘導の QRS 波の最後に少しだけ上向きの r' 波（↓）が見えているのがわかるでしょうか．**pseudo r'（シュードアール）＝偽のR波**と呼ばれていますが，これは QRS 波の一部ではなく P 波です．AVNRT では心房と心室がほぼ同時に興奮するので，このように QRS 波に重なるようにかろうじて P 波が見えているのです．

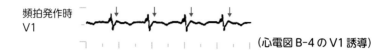

頻拍発作時
V1

（心電図 B-4 の V1 誘導）

◆どちらの PSVT も房室結節が回路に含まれているので，薬で止めるなら房室結節に効果のあるアデホス® やワソラン® などが有効です．しかし，AVRT の副伝導路も，AVNRT の房室結節の二重伝導路も，離断してしまえば不整脈発作が起きることはありません．薬を飲む必要もなくなります．根治できるので，どちらもカテーテルアブレーションが積極的に行われています．

◆AVRT の副伝導路は副伝導路の場所によって治療の場所が異なりますが，AVNRT では右心房・右心室から治療できるのでカテーテルによる脳梗塞の心配はありません．そのかわり，房室結節の二重伝導路の 1 本を離断する必要があるので，治療する場所は房室結節です．**医原性に房室ブロックになってしまいペースメーカが必要になるリスクは説明しておかなくてはいけません．**AVRT か AVNRT か，副伝導路ならどこにあるか，あらかじめ予想できていれば，治療法の選択も変わってくるかもしれません．

第 **4** 章

実践
モニター心電図を
読んでみよう!

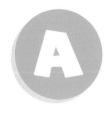

Ⓐ モニター心電図の基本

◆ 第4章はモニター心電図です．第1章で少し触れたように，**モニター心電図は双極誘導**です．**電極を貼る位置で波形が異なってきますので**，目的に応じて最良な誘導を選びましょう（▶19頁）．モニター心電図は代表する1つの誘導だけをとりだした，心電図の応用編です．

◆ とはいえ，たいていの場合，モニター心電図の役割は心拍数の評価と不整脈の診断ですから，ふつうは**P波がよく見えるⅡ誘導**の形に貼っておけばよいと思います．狭心症や心筋梗塞のST変化をとらえたい，とか，Brugada症候群の心電図変化を見たい，といった特殊な場合だけ，それに応じた誘導に変えればいいと思います．

◆ モニター心電図は長めの連続記録で判断することが多いと思いますが，記録速度は25 mm/sec，1目盛り0.04秒で変わりありません．

◆ モニター心電図の目的は心電図の監視です．変化に注意して異常を早くとらえるようにしましょう．

◆ ではさっそく，モニター心電図を見ていきましょう．まずは1つ目です．

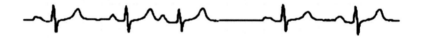

（心電図 A-1）

◆ 下の再掲図で説明します．3拍目（★）のタイミングが早いですね．まずはP波（↓）を探します．タイミングのおかしい3拍目にも赤矢印（↓）で示したP波がありますね．P波があるということは，心房が興奮しているということです．

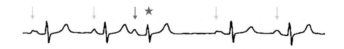

（心電図 A-1，再掲）

◆ QRS波の形は変わっておらず，洞調律のときと同じ幅の狭いQRS波です．**心房期外収縮**です．

◆ 心房から房室結節を通って心室に伝わった電気は，洞調律のときと同じように右脚・左脚を通って心室に伝わるので，幅の狭いQRS波になります．

このモニター心電図はどうでしょう?

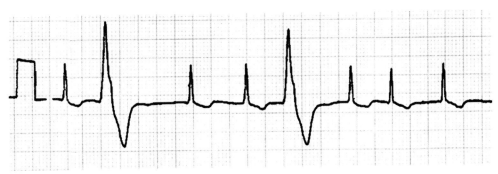

(心電図 A-2)

◆ 下の再掲図をみて下さい．2 拍目と 5 拍目（★）の QRS 波のタイミングが早くて QRS 波の形が異なります．

◆ 心房期外収縮と違って，**前の T 波の形は他の T 波と同じで P 波が重なっている所見はありません．心室期外収縮です**．心室から広がる心室期外収縮は右脚・左脚を通らないので幅の広い QRS 波になります．

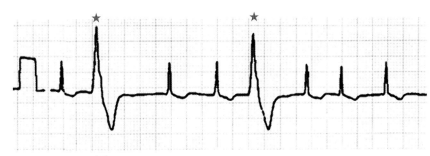

(心電図 A-2, 再掲)

◆ このように，**心房から伝わる脈は QRS 波の形が変わらない**，心室から始まると幅の広い QRS 波になるのが基本です．モニター心電図ではその変化に気づくことが重要です．

● このモニター心電図はどうでしょう?

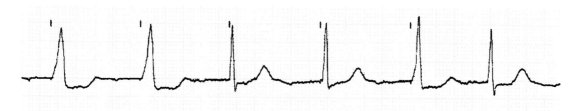

(心電図 A-3)

◆ 1 拍目と 2 拍目の QRS 波は幅が広くて（★），3,4 拍目の QRS 波は幅が狭い（★），そのあとも幅の広い QRS 波と幅の狭い QRS 波が混在しています（★★）.

◆ 実はこの心電図，**心室ペーシングの心電図**です．スパイクは見えませんが，上の | 印は機械が自動的にスパイクを認識している証拠です．ペースメーカは 60/ 分に設定されていますが補充調律も 60/ 分に近いので，ときおり自分の QRS 波が混じるのです.

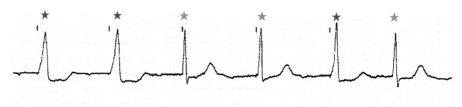

(心電図 A-3，再掲)

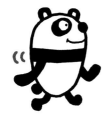

このモニター心電図はどうでしょう?

◆ 次は**徐脈**です.

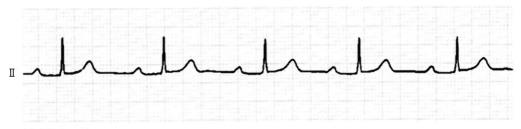

（心電図 B-1）

◆ まず P 波（↓）を探します. PQ 時間（↔）は 320 ms と延長していますが，**P 波と QRS 波の関係は 1：1 です**．これが **1 度房室ブロック**です．無症状で治療の必要はありません.

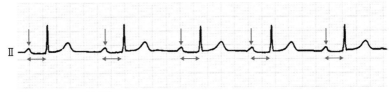

（心電図 B-1, 再掲）

● このモニター心電図はどうでしょう？

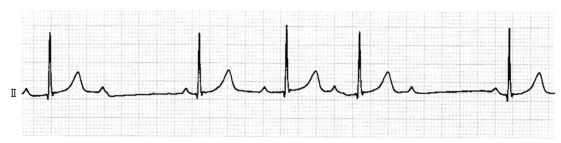

（心電図 B-2）

◆ こちらも房室ブロックのモニター心電図ですが，脈がばらついているのが見てとれます．

◆ （**B-1**）と同じで P 波（↓）を探して PQ 時間（↔）を見ます．PQ 時間がだんだん延長してゆき，P 波と QRS 波がつながらなくなり（←\\），また短い PQ 時間に戻ってつながっているのがわかります．これが 2 度房室ブロックでも，**Wenckebach（ヴェンケバッハ）型 2 度房室ブロック**といわれるものです．

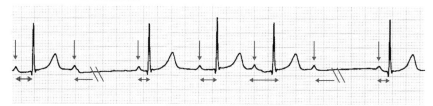

（心電図 B-2，再掲）

◆ **PQ 時間が伸びていって QRS 波が 1 拍抜け落ちて，また短い PQ 時間に戻る**という現象は，房室結節の特徴で，房室ブロックの原因が房室結節の中にあることを示唆しています．房室結節は神経の調節を受けているので，神経の働き具合にも影響されます．

◆ 房室結節が Wenckebach 現象を起こすのは正常な反応ですので，Wenckebach 型 2 度房室ブロックがあっただけでは通常治療の必要はありません．

このモニター心電図はどうでしょう？

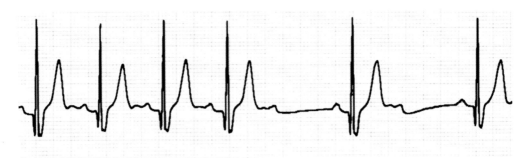

（心電図 B-3）

◆ こちらも房室ブロックのモニター心電図です．まず P 波（↓）を探して PQ 時間（↔）
を見ます．

◆ PQ 時間は長くないのですが，突然 QRS 波がぬけるときがあります．これが 2 度房室
ブロックの **Mobitz（モービッツ）2 型 2 度房室ブロック**です．

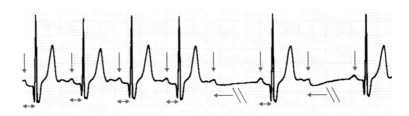

（心電図 B-3，再掲）

◆ **突然 P 波と QRS 波がつながらなくなり，QRS 波がぬけ落ちる**現象は，この房室ブロッ
クの原因が房室結節の下位，右脚と左脚に分かれる手前で起こっていることを示唆します．

◆ この房室ブロックはいつ起こるかわかりませんし，何秒脈がとぶかもわかりません．で
すから，Mobitz2 型 2 度房室ブロックは，ペースメーカ治療の適応です．

◆ Mobitz2 型があるということは，Mobitz1 型 2 度房室ブロックもあるのですが，
Mobitz1 型は Wenckebach 型のことを指します．Wenckebach 現象は以前から
報告されていましたから，2 度房室ブロックは Wenckebach 型と Mobitz2 型に分類
されているのです．

● このモニター心電図はどうでしょう？

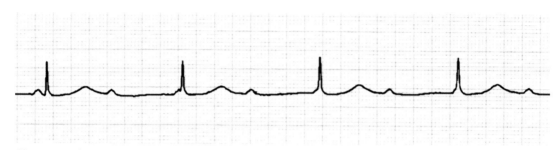

（心電図 B-4）

- ◆ 同じようにまず P 波（↓）を探します．
- ◆ 次に QRS 波（↑）をみつけて PQ 時間を見ようとするのですが…P 波と QRS 波がつながっていません．
- ◆ P 波の間隔（⌒）は QRS 波の出現間隔（⌣）と異なるので，P 波と QRS 波が独立してバラバラに興奮していることがわかります．**これが 3 度房室ブロック，別名完全房室ブロック**と呼ばれるものです．完全房室ブロックになっても心臓が止まってしまうことはまれです．

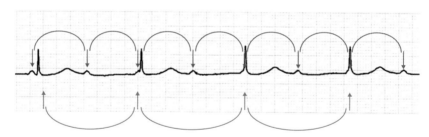

（心電図 B-4，再掲）

- ◆ このように，ゆっくりですが一定のリズムで QRS 波が出現するのが普通です．この理由は第 2 章で説明したように，天然の第二のペースメーカが働くからです．第二のペースメーカの有無やその場所は人によって異なりますが，房室結節の下位，右脚と左脚に分かれる手前に存在することが多いので，そこから心室が興奮すると右脚・左脚を通って電気が広がるので，幅の狭い正常と変わらない QRS 波になります．このゆっくりした心室の調律を**補充調律**といいます．
- ◆ 完全房室ブロックは脈がとんで失神したり，徐脈のため心不全になったりすることがあり，治療，つまりペースメーカの適応です．

このモニター心電図はどうでしょう?

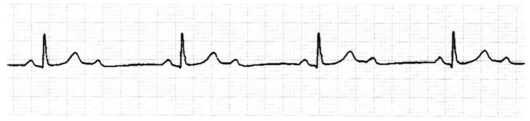

(心電図 B-5)

◆ P 波 (↓) を探して PQ 時間 (↔) を見てみると,P 波の 2 回に 1 回だけ,QRS 波が出現しています.言いかえれば,2 回に 1 回房室ブロックが起こっています.

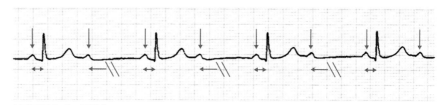

(心電図 B-5,再掲)

◆ 2 回に 1 回とは限りません.3 個の P 波に 1 回だけ QRS 波がつながっているときもあります.それぞれ **2：1,3：1 の房室ブロックといいます**.このような房室ブロックを**高度房室ブロック**と呼んでいます.

◆ Mobitz2 型 2 度房室ブロックの特殊形とも考えられますが,Mobitz2 型 2 度房室ブロックと 3 度房室ブロックの間の病態として,高度房室ブロックという別分類にされることが多い房室ブロックです.もちろんペースメーカ治療の適応です.

C 洞不全症候群の いろいろ

このモニター心電図はどうでしょう?

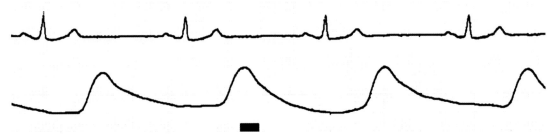

（心電図 C-1）

◆ QRS 波（↑）の間隔を見ると，徐脈であることは問題ないと思います．徐脈の原因を探っていきます．

◆ これまでのように P 波（↓）を探します．P 波と QRS 波（↑）は 1：1 で房室ブロックはなく，徐脈の原因は P 波が遅いことであるとわかります．**洞不全症候群**です．

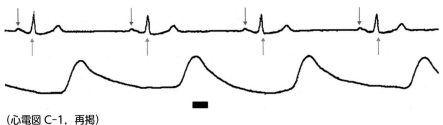

（心電図 C-1，再掲）

◆ 洞不全症候群の分類には **Rubenstein 分類**というのが用いられますが，このように常に徐脈，**持続性徐脈を呈する**ものは Rubenstein 1 型です．

◆ 洞不全症候群の治療は，徐脈による症状が何かあればペースメーカです．

このモニター心電図はどうでしょう?

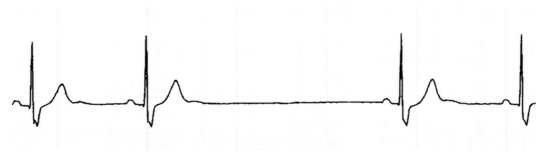

（心電図 C-2）

- ◆ 脈がとんでいるのがわかると思いますが，どうしてでしょう.
- ◆ いつものように P 波（↓）から探してゆきます. すると P 波が無くて脈がとんでいることがわかります.
- ◆ 仮に P 波が途中にあるとすると（↓），P 波の間隔（ ⌒ ）は一定になります. 洞結節が指令をだしても，心房に伝わらないと P 波が見えません. **洞結節から心房に電気が伝わらなかった可能性があります**. これを**洞房ブロック**といいます.
- ◆ **洞房ブロックと突然 P 波がぬける洞停止は Rubenstein 2 型**に分類されます.

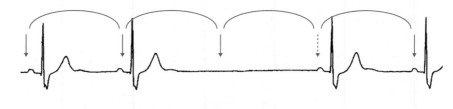

（心電図 C-2，再掲）

このモニター心電図はどうでしょう?

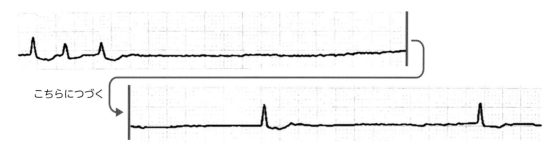

こちらにつづく

（心電図 C-3）

◆ **途中QRS波がなく心停止しています.** 長すぎて紙面におさまらないので2つに分けていますが, 赤線の印でつながる連続記録です. 何秒心停止しているでしょう. 5目盛り1マスが0.2秒ですから, 5マスが1秒です. 5秒弱心停止しています.

◆ 心停止のあとの2拍（↓）もP波がなく, 徐脈です. QRS波の形は変わりませんから, 心室には右脚・左脚を通って電気が伝わっています. 完全房室ブロックのところで説明した補充調律です.

◆ 初めの3拍（↓）は間隔がバラバラでP波が見えませんから心房細動です.

◆ 心房細動が停止すると, すぐ洞結節が働き始めてP波が見えるのが正常ですが, 洞結節が働かなかったので第二のペースメーカである補充調律が働いたと考えられます. このように, **頻脈のときもあれば徐脈のときもある状態がRubenstein 3型（徐脈頻脈症候群）**です.

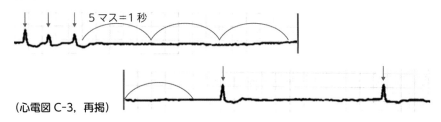

（心電図 C-3, 再掲）

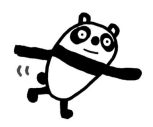

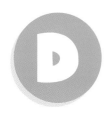

心室由来の頻脈

このモニター心電図はどうでしょう?

◆ 次は**頻脈**です.

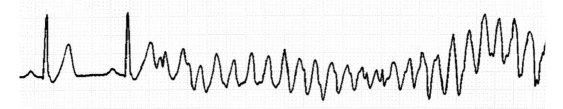

(心電図 D-1)

◆ 途中から脈が乱れていますが,始まりは幅の広い QRS 波で**心室期外収縮**です.**心室期外収縮から始まるのは心室性不整脈を示唆する所見です**.細かい波の不整脈で波が崩れるようです.**心室細動**(ventricular fibrillation:**VF**)です.

◆ これを見たら除細動器をもって部屋に駆けつけないといけません.12 誘導心電図で心室細動がとらえられることはふつうありません.モニター心電図だから記録された 1 枚です.

このモニター心電図はどうでしょう?

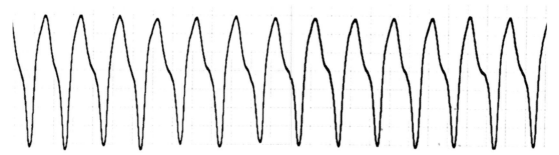

(心電図 D-2)

- 幅の広い QRS 波ですが，心室細動に比べると QRS 波の波形は安定していて，一定の間隔で出現しています．**心室頻拍です．**

- 心室頻拍をみたら除細動器をもって部屋に駆けつけなければいけません．**意識を失っていたら即電気ショック**です．

- 意識があっても，しばらくしたら意識がなくなるかもしれませんから油断してはいけません．意識がしっかりしていて安定していれば，12 誘導心電図を記録して本当に心室頻拍かを考えます．**房室解離が証明されたら心室頻拍でしたね．**くわしくは第 3 章（▶ 122 頁）を参照ください．

このモニター心電図はどうでしょう?

- このモニター心電図の不整脈は心室の不整脈といっていいでしょうか？

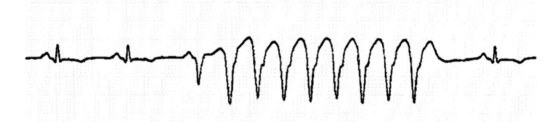

（心電図 D-3）

- QRS 波の波形は洞調律のときとは異なり，幅の広い QRS 波ですから，まず心室頻拍を疑います．

- 不整脈の間は房室解離がはっきりしませんから，心室頻拍と言い切ることはできませんが，心室頻拍を示唆する所見を集めてゆきましょう．

◆ まず不整脈の始まり（↑）の**PQ時間は短すぎます**．P波とつながっておらず，QRS波が幅広い心室期外収縮です．また，不整脈の間もP波が同じ間隔で出現していたとすると（↕），不整脈が停止したあとの**P波の出現タイミングが一致**します．**洞結節は影響を受けていません**．

◆ このモニター心電図に記録された不整脈はおそらく心室頻拍です．このように，心室頻拍と証明できないときは，所見を集めて診断を裏づけます．

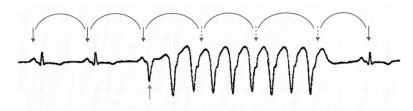

（心電図 D-3, 再掲）

E 心房由来の頻脈

このモニター心電図はどうでしょう?

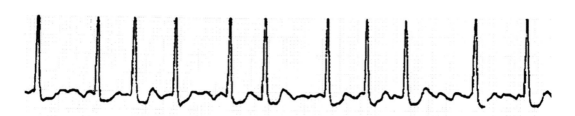

（心電図 E-1）

◆ QRS 波の形は幅が狭くて洞調律のときと同じ形をした頻脈です. P波ははっきりせず基線が細かく揺れているようです. QRS 波の間隔はバラバラで一定のリズムはありません. **心房細動**です.

◆ 心房細動の治療で注意しないといけないのが脳梗塞です. 頭文字をとって**CHADS(チャッズ)** と呼ばれる**心不全, 高血圧, 75 歳以上の高齢, 糖尿病, 脳卒中の既往**といった心房細動による血栓のリスクを評価して, 正しく抗血栓薬を服用することが大切です. 安易に心房細動を止める（リズムコントロール）のは危険です. 心房細動を止めるなら, 経食道心エコーを行い, 心臓の血栓の有無を確認したほうが無難です.

◆ ベラパミル（ワソラン®）などで房室結節を抑えて頻脈の是正をする（レートコントロール）のは, 症状の緩和に有効です. なお, 近年盛んに行われている**カテーテルアブレーションはリズムコントロール**の 1 つです.

このモニター心電図はどうでしょう？

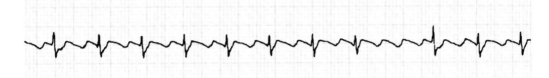

（心電図 E-2）

- 先ほどと同じように，QRS 波の幅が狭い頻脈です．QRS 波の間隔は少しばらついていますが，心房細動とは違いまったくバラバラというわけではありません．**基線がのこぎりの歯のように見える P 波があります．心房粗動です．**
- モニター心電図ですから，Ⅱ誘導を見ていて，のこぎりの歯のようにみえる波（**鋸歯状波**<ruby>鋸歯状<rt>きょし</rt></ruby>）が見えるのでしょう．心房粗動の治療は心房細動と変わりません．脳梗塞に注意し，リズムコントロール，レートコントロールを行います．

このモニター心電図はどうでしょう？

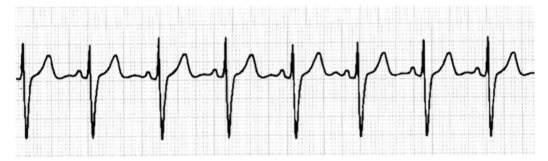

（心電図 E-3）

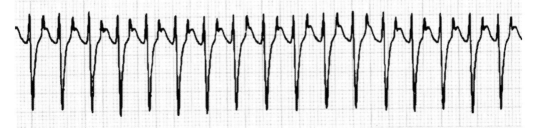

（心電図 E-4）

- **(E-3)** が洞調律（sinus rhythm）のとき，**(E-4)** が**不整脈発作時**です．QRS 波の形は変わりませんが，頻脈の T 波に重なった P 波（↓）が見えます．**発作性上室性頻拍**

（PSVT）です.

◆ このように，**洞調律のときの波形と頻脈の波形を比べてみると違いがよくわかります.**

◆ PSVT の詳細は第3章（▶133〜136頁）を参照いただきたいのですが, このように P 波がよく見えるのが**房室回帰性頻拍（AVRT）**でしたね.

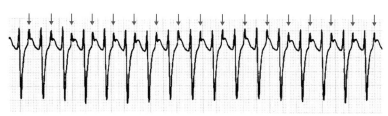

（心電図 E-4，再掲）

F ST 変化

このモニター心電図はどうでしょう？

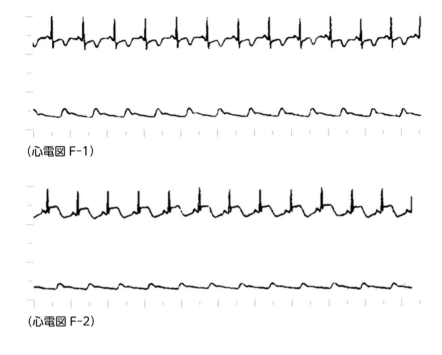

（心電図 F-1）

（心電図 F-2）

◆ **（F-1）が平常時，（F-2）が胸痛時**です．胸痛時は ST 部分が上昇しています．**冠攣縮性狭心症（異型狭心症）**(coronary spastic angina：**CSA** または **VSA**) です．

◆ ふつう狭心症といえば，心臓を栄養している冠動脈が動脈硬化で細くなり，運動時に心臓が虚血状態となり心電図は ST 低下を呈するものですが，冠攣縮性狭心症は違います．冠動脈に狭窄がなくても**冠動脈がけいれんを起こすことで血管が閉塞し，強い心筋虚血が生じます**．心電図は心筋梗塞のように ST 上昇を呈します．ふつうの狭心症とは異なり，安静時でも生じます．**典型的には朝方安静時に生じます**．

◆ 冠攣縮性狭心症の発作時はニトログリセリンの舌下錠で攣縮を解除すること，発作の予防はカルシウム拮抗薬や硝酸薬で攣縮を予防することです．β遮断薬は痙攣を助長するため避けるようにします．

◆ その後，この患者さんは，ST部分がさらに上昇しました．

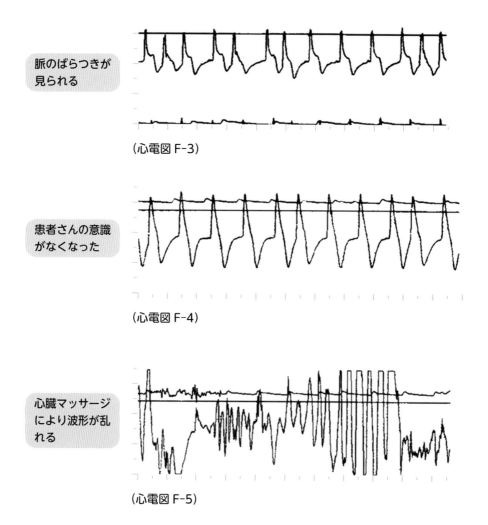

脈のばらつきが
見られる

（心電図 F-3）

患者さんの意識
がなくなった

（心電図 F-4）

心臓マッサージ
により波形が乱
れる

（心電図 F-5）

◆ **(F-3)** の脈がばらついているのは心房期外収縮が頻発しているのでしょうか．

◆ **(F-4)** のモニター心電図のころには意識がなくなり，心臓マッサージ（胸骨圧迫）が開始されました．

◆ **(F-5)** のモニター心電図は心臓マッサージ中で乱れています．心臓マッサージをしながらカテーテル室に運ばれました．

◆ **冠攣縮性狭心症では，心臓が動いているように見えても実際は心停止している状態だったり，心室細動など致死性不整脈を起こすこともあります．**

◆ 致死性不整脈に対して植込み型除細動器（ICD）が植込まれることがありますが，冠攣縮が解除されないと除細動が無効のことがあるなどの理由から，ICDの植込みは賛否両論です．

G これはなんでしょう？

このモニター心電図はどうでしょう？

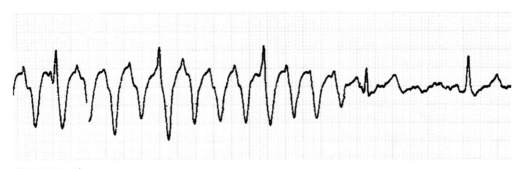

（心電図 G-1）

◆ 一見すると QRS 波の幅が広く，心室頻拍のように見えますが，その中に鋭い波（↕）が見えます．これが本当の QRS 波で，**心室頻拍のように見えた QRS 波は偽物です**．これがいわゆる**歯磨き VT** です．本物の波の間隔（⌒）は一定で，これが本物だという裏づけになります．

◆ 歯磨き VT はよくだまされる心電波形の 1 つですが，心室頻拍を疑ったら除細動器をもって部屋に駆けつける，という習慣は忘れてはいけません．部屋に行ったら歯をみがいている元気な患者さんがいた，ということが何回かあってもいいじゃないですか．

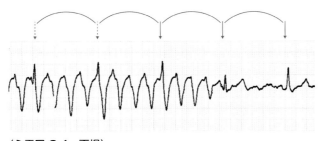

（心電図 G-1，再掲）

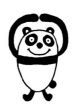

おわりに

　第1章の心電図の基本から第4章のモニター心電図まで解説してきましたが，ご理解いただけましたでしょうか．かなり心電図にくわしくなったのではないかと思います．

　心電図はあらゆる心臓検査の始まりで，避けて通ることのできない検査です．でも，あまりむずかしく考える必要はありません．なんかおかしい，なんかヘン，がわかれば，あとは専門家に任せればいいのです．心電図だけで診断する必要はありません．なんかおかしい，に気づくことがこの本のゴールです．

　この本には少しむずかしいかな，くわしすぎるかな，という内容も入っています．心電図の豆知識として活用いただけたら，と思います．また，簡単な疾患の概要や治療法を併記しました．興味のある疾患があれば，もっとくわしい成書で調べてください．また，医師がカルテに英語の略号で書くことも考慮して，英語表記もつけました．よく用いられる略号ばかりですので，参考にしていただければ，と思います．

　第4章のモニター心電図ですが，私は12誘導心電図の応用編だと思っています．診断された疾患，予想された疾患で必要とされる誘導を選んでモニターするというのはむずかしいことだと思います．モニター心電図の基本はP波のよく見える誘導，Ⅱ誘導です．モニター心電図にもチャレンジしてみてください．

　この本を通して，少しでも心電図って面白いかも，と感じていただけたら幸いです．

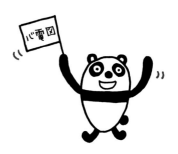

索引

欧文

ギリシャ文字

Δ（デルタ）波　45
ε（イプシロン）波　101

A

AF（atrial fibrillation）　124, 152
AFL（atrial flutter）　129, 153
AMI（acute myocardial infarction）　85, 86
AP（angina pectoris）　97, 98
ARVC　101
AVB（atrioventricular block）　38, 141
AVNRT（AV nodal RT）　133, 135
AVRT（atrioventricular reentrant tachycardia）　133, 135, 154

B

bigeminy　71
bradycardia　24
Brugada 症候群　103
　―治療　107

C

CHADS（チャッズ）　152
CLBBB（complete LBBB）　58
CLQT（congenital long QT syndrome）　77, 80
Coved 型（入り江型）　103, 105
CRBBB（complete RBBB）　58
CSA（coronary spastic angina）　155

E

ECG（electrocardiogram）　10, 20

I

ICD　107, 112, 156
ILBBB（incomplete LBBB）　58
IRBBB（incomplete RBBB）　58

K・L

Kent 束　44
LAD（left axis deviation）　32, 61
LBBB（left bundle branch block）　57, 59

M

M 型　55
　―V1 誘導　55
　―V6 誘導　57
MCL 1 誘導　19
MCL 5 誘導　19
Mobitz 2 型 2 度房室ブロック　143

N・O

NASA 誘導　19
OMI（old myocardial infarction）　90, 93

P

P 波　22, 138
　―洞調律　33
　―増高　26
PAC（paroxysmal atrial complex）　64, 138

P

PH（pulmonary hypertention）　116, 118
poor R progression　93
PQ 時間　38
pseudo r′　136
PSVT　131, 133, 153
PVC（paroxysmal ventricular complex）　68, 88, 139

Q

QRS 波　22
　幅の狭い―　138
　幅の広い―　68, 139
QRS 幅　23, 53
QTc　73, 76
QT 延長　73, 74
　―原因　75
　―対応　81
QT 時間　73
QT 短縮　73

R

RAD（right axis deviation）　32, 61, 117
RBBB（right bundle branch block）　55, 59, 61
R-R 間隔　24
rSR′型　55
　―V1 誘導　55
Rubenstein 分類　52, 146
　―1 型　146
　―2 型　147
　―3 型　148

S

Saddleback 型（鞍背型）　105
sinus rhythm　33

SSS（sick sinus syndrome）
　　51, 52, 146
ST 上昇　82, 86, 103, 155
　　右側胸部誘導の―　87, 106
　　―パターン　88
ST 低下　95, 97
　　―パターン　97
ST 部分　86

T

T 波　22
　　陰性―　26, 98, 111
　　冠性―　93
　　尖鋭―　26
　　平低―　26
　　―重なった P 波　64, 132, 153
tachycardia　24
Torsades de Pointes　73, 83

V

VF（ventricular fibrillation）
　　103, 149
VSA ☞ CSA
VT（ventricular
　　tachycardia）　121, 150

W

Wenckebach 型 2 度房室ブ
　　ロック　142
　　―治療　142
WPW（Wolff-Parkinson-
　　White）症候群　44, 46
　　―タイプ A　46
　　―タイプ B　47
　　―タイプ C　48
　　―治療　46, 49

和文

あ

アース　14, 19
アンテナ　12, 16, 17

鞍背型（Saddleback 型）　105

い

異型狭心症　155
移行帯　30
異常 Q 波　93
異所性心房調律　52
イプシロン（ε）波　101
入り江型（Coved 型）　103, 105

う

植込み型除細動器（ICD）　107,
　　112, 156
　　―一次予防　107
　　―二次予防　107
ヴェンケバッハ型 2 度房室ブ
　　ロック　142
ウォルフ・パーキンソン・ホワイ
　　ト（WPW）症候群　44, 46
右脚　23
右脚ブロック（RBBB）　55, 59,
　　61
　　完全―　58
　　不完全―　58
右軸偏位（RAD）　32, 61, 117
右心不全　101
右心房　34
右房負荷　35

か

喀血　118
カテーテル　46, 89
　　―アブレーション　46, 127
下壁心筋梗塞　85
下壁誘導　16
冠性 T 波　93
冠動脈疾患　10
冠攣縮性狭心症（異型狭心症）
　　155

き

基線　86, 125, 152

急性心筋梗塞（AMI）　85, 86
　　―治療　89, 90
　　―部位　86
　　―責任血管　86
胸骨　15
胸骨角　15
狭心症（AP）　97, 98
胸部誘導　15, 17, 27
　　右側―　87
鋸歯状波　129, 153

け

経食道心エコー　127, 152
欠滞　65, 68
ケント束　44

こ

高血圧　110
抗血栓薬（抗凝固薬）　126
校正波　21, 26, 110
高度房室ブロック　145
語呂合わせ　14, 15

さ

再梗塞　90
左脚　23
　　―後枝　23, 61
　　―前枝　23, 61
左脚ブロック（LBBB）　57, 59
　　完全―　58
　　不完全―　58
左軸偏位（LAD）　32, 61
左心房　34
雑音（ノイズ）　13
左房負荷　36
三束ブロック　61

し

軸　31
四肢誘導　14, 16, 27
失神　42, 73, 121
シュードアール ☞ pseudo r′
徐脈（徐拍）　24, 25

徐脈頻脈症候群　☞
　Rubenstein 分類 3 型
心筋症　10
心室　22
心室期外収縮（PVC）　68, 88,
　139
　右室流出路起源の―　70
　左室流出路起源の―　71, 72
　―治療　70
心室細動（VF）　103, 149
　―治療　149
心室中隔欠損　118
心室頻拍（VT）　121, 150
　持続性―　123
　多形性―　73, 81
　―対応　123
　―非持続性　123
心室ペーシング　43, 114, 140
心停止　148, 156
心電図（ECG）　10, 20
　12 誘導―　11, 27
　モニター――　19, 138
心拍数　24
心房　22, 126
心房期外収縮（PAC）　64, 138
　―原因　64
心房興奮の心室捕捉　122
心房細動（AF）　124, 152
　発作性―　126
　慢性―　126
　―対応　126, 152
心房粗動（AFL）　129, 153
　―治療　130, 153
心房頻拍　130
心房ペーシング　52, 77, 114

す・せ
ストレイン　111
正常軸　31
正常バリアント　98
先天性 QT 延長症候群（CLQT）
　77, 80
　―1 型　77, 80

　―2 型　78, 80
　―3 型　79, 80
前壁心筋梗塞　85, 90

そ
双極誘導　18, 19, 27
増幅　13
僧帽 P　36

た
多形性心室頻拍　75, 83
縦軸　26
ダブリュービーダブリュー症候
　群　44, 46
単極誘導　18, 27

ち
致死性不整脈　107, 156
陳旧性心筋梗塞（OMI）　90, 93

て
デルタ（Δ）波　45
電気ショック　81, 121, 150
電気の向き　12
伝導速度　23
天然のペースメーカ　22

と
動悸　65, 68
洞結節　22
洞調律　33
洞停止　147
洞不全症候群（SSS）　51, 52,
　146
　―治療　52, 146
洞房ブロック　147
特殊な誘導　28
時計方向回転　30
突然死　73, 103, 112

に・の
偽の R 波　☞ pseudo r′
二段脈　71

ノイズ　13
脳梗塞　126, 152

は
肺高血圧（PH）　116, 118
肺静脈　127
肺性 P　35
歯磨き VT　157
反時計方向回転　30

ひ
肥大型心筋症　111, 112
頻拍　24, 25, 123

ふ
副伝導路　44, 133
不整脈　10, 3章
不整脈原性右室心筋症（ARVC）
　101
ブルガダ症候群　103

へ
ペースメーカ　113, 115
ペースメーカ心電図　113
ペースメーカ治療　145

ほ
房室回帰性頻拍（AVRT）　133,
　135, 154
房室解離　122, 150
房室結節　22, 23
房室結節回帰性頻拍（AVNRT）
　133, 135
房室ブロック（AVB）　38, 141
　1 度―　40, 141
　2 度―　142, 143
　3 度（完全）―　42, 144
　ヴェンケバッハ型 2 度―
　　142
　高度―　145
　モービッツ 2 型 2 度―　143
　―原因　43
　―治療　43

北西軸　32
補充調律　42, 144
補正 QT 時間（QTc）　73, 76
発作性上室性頻拍（PSVT）
　　131, 133, 153
　　一対応　132
　　一治療　46

ま・み・め・も

マス　24
ミラーイメージ　87
目盛り　24
モービッツ 2 型 2 度房室ブロッ
　　ク　143

よ・り

横軸　24
リズムコントロール　126, 152

る・れ・ろ

ルーベンスタイン分類　52, 146
レートコントロール　126, 152
肋間　15

● 著者紹介

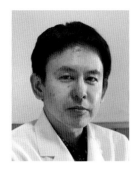

岡村英夫（おかむらひでお）
日本赤十字社和歌山医療センター循環器内科 嘱託医師

1974 年　和歌山県生まれ
1998 年　広島大学卒業
2006 年　国立循環器病研究センター勤務,
　　　　不整脈医としてペースメーカ, ICD などの植込み・管理を担当
2015 年　同医長
2015-2016 年　米国メイヨークリニック（ミネソタ州）留学
2017 年　国立病院機構 和歌山病院循環器内科 医長
2020 年 4 月より現職

医学博士. 日本内科学会認定内科医, 日本循環器学会循環器専門医,
日本不整脈心電学会　不整脈専門医.

〈主な著書〉
『今さら聞けない心臓ペースメーカ』, メジカルビュー社, 2015
『ひとりでマスター心臓ペースメーカ植込み術』, メジカルビュー社, 2018
『知って安心！不整脈パーフェクトコントロール』, 法研出版, 2019　　　など

なんかヘン!? がわかる心電図の第一歩

2020 年 8 月 30 日　発行	著　者　岡村英夫
	発行者　小立鉦彦
	発行所　株式会社 南 江 堂
	〒113-8410 東京都文京区本郷三丁目 42 番 6 号
	☎(出版)03-3811-7236（営業）03-3811-7239
	ホームページ https://www.nankodo.co.jp/
	印刷・製本 シナノ書籍印刷
	組版 BeCom

First Step ECG—somehow unique ECG?
© Nankodo Co., Ltd., 2020

定価は表紙に表示してあります.　　　　　　　　　　Printed and Bound in Japan
落丁・乱丁の場合はお取り替えいたします.　　　　　ISBN978-4-524-22523-1
ご意見・お問い合わせはホームページまでお寄せください.

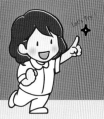
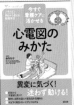
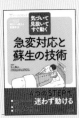
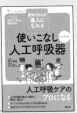
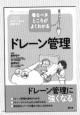
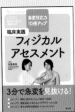
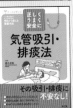